受験生の皆さんへ

　過去の問題に取り組む目的は、(1)出題傾向(2)出題方式(3)難易度(4)合格点を知り、これからの受験勉強に役立てることにあります。出題傾向などがつかめれば目的は達成したことになりますが、それを一歩深く進めるのが、受験対策の極意です。

　せっかく志望校の出題と取り組むのですから、本番に即した受験対策の場に活用すべきです。では、どうするのか。

　第一は、実際の入試と同じ制限時間を設定して問題に取り組むこと。試験時間が六十分なら六十分以内で挑戦し、時間配分を感覚的に身に付ける訓練です。

　二番目は、きっちりとした正答チェック。正解出来なかった問題は、正解できるまで、徹底的に攻略する心構えが必要です。間違えた場合は、単なるケアレスミスなのか、知識不足が原因のミスなのか、考え方が根本的に間違えていたためのミスなのか、きちんと確認して、必ず正解が書けるようにしておく。

　正答が手元にある過去問題にチャレンジしながら、正解できなかった問題をほったらかしにする受験生もいます。そのような受験生に限って、他の問題集をやっても、間違いを放置したまま、次の問題、次の問題と単に消化することだけに走っているのではないかと思います。過去問題であれ問題集であれ、間違えた問題は、正解できるまで必ず何度も何度も繰り返しチャレンジする。これが必勝の受験勉強法なことをお忘れなく。

入試問題検討委員会

【本書の内容】

1. 本書は過去6年間の薬学部薬学科の公募制推薦入試の問題と解答を収録しています。
2. 英語・数学・化学の問題と解答を収録しています。尚、大学当局より非公表の問題は掲載していません。
3. 現在受験生を指導している、すぐれた現場の先生方による解答解説を掲載しています。
4. 本書は問題の微細な誤りをなくすため、実物の入試問題を大学より提供を受け、そのまま画像化して印刷しています。
5. 解答後の記録、分析のためにチェックシートを掲載しています。　実力分析、課題発見等にご活用ください。（目次の後に掲載しています。コピーをしてご活用ください。）

尚、本書発行にご協力いただきました先生方に、この場を借り、感謝申し上げる次第です。

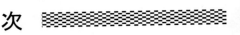

目　　次

＿＿＿＿＿＿年度　　　　＿＿＿＿＿大学　　　　＿＿＿学部　　　科目＿＿＿＿＿＿＿

　　　　　　　　　　　　　　　　　　　　　　　　　　　月　　　日実施

【問題No.　】	目標	実際	〈評価と気付き〉
時間	分	分	
得点率	％	％	

【問題No.　】	目標	実際	〈評価と気付き〉
時間	分	分	
得点率	％	％	

【問題No.　】	目標	実際	〈評価と気付き〉
時間	分	分	
得点率	％	％	

【問題No.　】	目標	実際	〈評価と気付き〉
時間	分	分	
得点率	％	％	

【問題No.　】	目標	実際	〈評価と気付き〉
時間	分	分	
得点率	％	％	

【問題No.　】	目標	実際	〈評価と気付き〉
時間	分	分	
得点率	％	％	

【問題No.　】	目標	実際	〈評価と気付き〉
時間	分	分	
得点率	％	％	

【問題No.　】	目標	実際	〈評価と気付き〉
時間	分	分	
得点率	％	％	

【問題No.　】	目標	実際	〈評価と気付き〉
時間	分	分	
得点率	％	％	

【Total】	目標	実際	《総合評価》　（解答の手順・時間配分、ケアレスミスの有無、得点の獲得状況等）
時間	分	分	
得点率	％	％	

【得点アップのための対策】　　　　　　　　　　　　　　　　　　　実行完了日

・＿＿＿＿＿＿＿＿＿＿＿＿＿＿＿＿＿＿＿＿＿＿＿＿＿＿　　　／

・＿＿＿＿＿＿＿＿＿＿＿＿＿＿＿＿＿＿＿＿＿＿＿＿＿＿　　　／

・＿＿＿＿＿＿＿＿＿＿＿＿＿＿＿＿＿＿＿＿＿＿＿＿＿＿　　　／

・＿＿＿＿＿＿＿＿＿＿＿＿＿＿＿＿＿＿＿＿＿＿＿＿＿＿　　　／

《チェックシート》　※解答後の分析にご活用ください

令和6年度

問 題 と 解 答

英 語

問題
（60分）

6年度

〔 A 日程 〕

Ⅰ 次の文章を読み、設問に答えなさい。なお、文章の左にある数字は段落の番号を表しています。

（34点）

1   As you may know, Americans have a reputation for consuming lots of food, and not just at home. Restaurants <u>typically</u> serve much larger meals than in most (1) other countries. In fact, <u>despite</u> many Americans' big appetites, often they are (2) unable to clean their plates at a restaurant. That's when it's time to request a doggie bag.

2   Wait, what do dogs have to do with uneaten food? According to dictionary publisher Merriam-Webster, a doggie bag (or doggy bag) is "a container for leftover* food to be carried home from a meal eaten at a restaurant." But that doesn't answer our question. To find it, we have to go back to World War II. At that time, one way Americans <u>dealt with</u> food shortages was to give leftovers from (3) home-cooked meals to their pets. Restaurants later got in on the act by offering takeout boxes so customers could feed uneaten portions to their animal companions, which were in many cases dogs. Some diners then began asking for "doggie bags" to save food for themselves, not their pets. Perhaps they didn't own any, or maybe they just didn't feel like giving them such good eats.

3   Traditionalists considered doggie bags as a <u>crude</u> practice, but some (4) restaurants added a sophisticated touch by shaping the tin foil* covering the

leftovers into <u>decorative</u> designs like swans or seahorses*. Doggie bags designed specifically to carry bottles of wine gave the containers even more charm. However, there are still first-class restaurants that <u>look down on</u> the use of doggie bags, not just the tacky* name.

4   Today, environmentally conscious diners have found further <u>justification</u> to ask for a doggie bag: food loss. Although food has not been in short supply in the U.S. over the decades since World War II, these restaurant-goers think they can <u>reduce</u> the environmental impact of farming and ranching by avoiding needless waste. And if you feel hesitant to ask for a "doggie bag" even though you want to save the planet, remember that there are plenty of <u>alternatives</u> like "to-go box" or "takeout container."

（出典：*America's Evolution*, Alexander Farrell 著，松柏社）

（注）　leftover*　食べ残し（の）

　　　　tin foil*　包装用の錫箔、アルミホイル

　　　　seahorses*　タツノオトシゴ

　　　　tacky*　悪趣味な

問1　下線部(1)～(9)の文章中での意味として最も適切なものを、それぞれの番号の(A)～(D)の中から一つずつ選びなさい。

(1) (A) occasionally　(B) usually　(C) barely　(D) immediately

(2) (A) in favor of　　　　(B) on account of

　　(C) in spite of　　　　(D) to say nothing of

(3) (A) managed　(B) expected　(C) feared　(D) recalled

(4) (A) proper　(B) intelligent　(C) boring　(D) impolite

(5) (A) plain　(B) industrial　(C) artistic　(D) unnatural

(6) (A) criticize　(B) investigate　(C) encourage　(D) acknowledge

(7) (A) information　(B) distance　(C) material　(D) reason

(8) (A) estimate　(B) examine　(C) decrease　(D) survive

(9) (A) changes　(B) options　(C) arguments　(D) relations

問2　(1)～(4)の質問の答えとして最も適切なものを、それぞれ下の(A)～(D)の中から一つずつ選び
なさい。

(1)　According to paragraph 1, which of the following is true?

(A)　Americans are known for the small amount of food they eat.

(B)　Restaurant serving sizes are the same in every country.

(C)　Americans ask for a doggie bag because they cannot finish their meals.

(D)　Americans do not have large appetites.

(2)　According to paragraph 2, which of the following is true?

(A)　Dogs carried extra food home in special bags during World War II.

(B)　American families gave their pets away to restaurants.

(C)　Customers used to give food to pets in restaurants.

(D)　Some Americans gave their uneaten food to their pets.

(3)　According to paragraph 3, which of the following is true?

(A)　Some people approve of doggie bags and some do not.

(B)　Doggie bag design does not vary between restaurants.

(C)　Some restaurants serve swans and seahorses in doggie bags.

(D)　Some customers give red wine to their dogs.

(4)　According to paragraph 4, which of the following is true?

(A)　Farmers and ranchers avoid using doggie bags.

(B)　There is more than one way to say "doggie bag."

(C)　There is a food shortage in America.

(D)　Diners who take food home often waste it.

Ⅱ　次の1〜12の英文の空所に入る最も適切なものを、それぞれ下の(A)〜(D)の中から一つずつ選びなさい。（24点）

1．It's windy outside. Dress warmly _____ to catch a cold.
   (A)　as soon as
   (B)　so you will not
   (C)　in order not
   (D)　as you might as well

2．It _____ for me to hear that he had quit school.
   (A)　shocked
   (B)　would shock
   (C)　was shocked
   (D)　was shocking

3．Olivia had difficulty _____ her true feelings at that time.
   (A)　expressing
   (B)　to express
   (C)　from expressing
   (D)　to be expressed

4．_____ of the students at our university work part-time on the weekend.
   (A)　Anyone
   (B)　Most
   (C)　Almost
   (D)　Lot

5．If I had bought this guitar in Japan, it would _____ three times the amount.
   (A)　cost
   (B)　be cost
   (C)　have cost
   (D)　have been costing

6．Please _____ Ms. Lee that the meeting will be put off until next week.
   (A)　inform
   (B)　say
   (C)　tell to
   (D)　speak to

7．We should _____ the schedule of the school festival to the parents in advance.
   (A)　give up
   (B)　hand out
   (C)　put up with
   (D)　catch up with

8．You can get the same shirt for 20 dollars _____ at the other store.
   (A)　little
   (B)　less
   (C)　few
   (D)　fewer

9. The new museum in my town ＿＿＿＿＿＿＿＿＿ by a famous architect now.

   (A) is designing　　(B) has designed　　(C) was designed　　(D) is being designed

10. Charlotte was not only a talented dancer ＿＿＿＿＿＿＿＿＿ a talented director.

    (A) nor　　　　　(B) as well　　　　(C) neither　　　　(D) but also

11. The manager asked a new employee ＿＿＿＿＿＿＿＿＿ fifteen copies of the document for today's meeting.

    (A) doing　　　　(B) to do　　　　(C) making　　　　(D) to make

12. Since David has lived in this town for about 30 years, he is ＿＿＿＿＿＿＿＿＿ with the area.

    (A) familiar　　　(B) relieved　　　(C) equipped　　　(D) known

Ⅲ　次の１～５の日本語の意味を表すようにそれぞれ下の(A)～(G)の語句を並べかえて空所を補い、最も適切な英文を完成させるとき、（ １ ）～（ 15 ）に入る語句の記号を答えなさい。(15点)

1．他人の視点から物事を見るのは難しいと私はいつも思います。

I always （　　　）（ 1 ）（　　　）（ 2 ）（　　　）（ 3 ）（　　　） another person's viewpoint.

(A) hard 　　　　(B) things 　　　(C) find 　　　(D) to

(E) it 　　　　　(F) see 　　　　(G) from

2．最近の調査によると、インターネット利用者全体の半数以上がアジアに住んでいます。

A （　　　）（ 4 ）（　　　）（ 5 ）（　　　）（ 6 ）（　　　） Internet users live in Asia.

(A) of all 　　　(B) half 　　　(C) that 　　　(D) recent

(E) survey 　　　(F) shows 　　　(G) more than

3．スケジュールについてさらに知りたい場合は、会議のウェブサイトを参照してください。

Please （　　　）（　　　）（ 7 ）（　　　）（ 8 ）（　　　）（ 9 ） about the schedule.

(A) for 　　　　(B) website 　　　(C) to 　　　(D) the conference

(E) further 　　(F) refer 　　　　(G) information

4．彼女は、いったん決心したら簡単には考えを変えないタイプの人です。

She is the type of person （　　　）（ 10 ）（　　　）（ 11 ） easily （ 12 ）（　　　）（　　　） made it up.

(A) has 　　　　(B) change 　　　(C) once 　　　(D) her mind

(E) who 　　　　(F) she 　　　　(G) doesn't

5．ストレスをためすぎると健康を害する可能性が高いです。

Too （　　　）（ 13 ）（　　　）（ 14 ）（　　　）（ 15 ）（　　　） health.

(A) bad 　　　　(B) stress 　　　(C) to 　　　(D) much

(E) likely 　　　(F) cause 　　　(G) is

Ⅳ　次の1〜5の会話の空所に入る最も適切なものを、それぞれ下の(A)〜(D)の中から一つずつ選びなさい。（15点）

1. Customer: Excuse me. I'm looking for indoor plants.

   Employee: You'll find them in garden supplies.

   Customer: _____

   Employee: Over there. In the back of the store.

   (A) What's your location?

   (B) When can I go?

   (C) Which way is that?

   (D) How long is it?

2. 　Mother: John really wants to get a dog. _____

   　Father: I'm not sure it's a good idea. A pet is a big responsibility.

   　Mother: He promises to take it for a walk every day, rain or shine.

   (A) I don't think he does.

   (B) He's been talking about it for weeks.

   (C) I'd like him to help next month.

   (D) I prefer cats.

3. 　William: I'll have the T-bone steak.

   　Server: Would you like to order something else with that?

   William: _____

   　Server: A baked potato would be the best choice.

   (A) Do you have any recommendations?

   (B) What other steaks do you have?

   (C) May I have the check, please?

   (D) How would you like your steak done?

4. Satoshi: Your father seems very nice. What does he do?
   Evelyn: He was a firefighter, but now he's retired.
   Satoshi: Really? _____
   Evelyn: Just last year.

   (A) Did that take a long time?
   (B) How long ago was that?
   (C) Did he look forward to it?
   (D) Why did that happen?

5. Mary: I have to work late tonight.
   Kazu: Do you want me to make dinner?
   Mary: Don't bother. Just get something for me at the supermarket.
   Kazu: _____

   (A) No thanks. I'm not hungry.
   (B) Good idea. It's almost finished.
   (C) What do you want to have?
   (D) I already made dinner.

V　次の広告をもとに、1～4の質問の答えとして最も適切なものを、それぞれ下の(A)～(D)の中から一つずつ選びなさい。（12点）

A Great Adventure
The Experience of a Lifetime in Just 3 Hours!

Experience kayaking* or canoeing on crystal clear Upper Campbell Lake, climbing a rock face, swinging like Tarzan through the trees on the ropes course, or sailing with the winds. Beginners are welcome. Exciting outdoor adventures led by our talented teachers and guides are open to all guests and visitors to Strathcona. It is best to sign up in advance but last-minute decisions to join are welcome if space is available.

Adult: $35 ... Morning & Afternoon Activity Package

$20 ... Morning or Afternoon Activity

Child (under 16 accompanied by an adult):

$25 ... Morning & Afternoon Activity Package

$15 ... Morning or Afternoon Activity

Evening Sailing Option: $15

Includes all outdoor equipment, instruction and transportation within the regular program. Does not include accommodation or meals.

DAILY ACTIVITIES: June 27 - September 4

	Morning	Afternoon	Evening
MON	Ropes Course	Naturalist Hike	Sailing
TUE	Canoeing	Boat Excursion	Sailing
WED	Kayaking	Rock Climbing	Sailing
THU	Ropes Course	Naturalist Hike	Sailing
FRI	Kayaking	Sailing	Sailing
SAT	Canoeing	Ropes Course	Sailing
SUN	Kayaking	Rock Climbing	Sailing

（出典：*English for Tourism* <Intermediate>，観光英検センター編著，三修社　一部改変）

（注）　kayaking*　カヌーの一種で、パドル（櫂）で左右交互に水をかいて進む

1. Who is the target of this advertisement?

   (A) A business person looking for an accommodation during his business trip.

   (B) Parents who are planning for a family vacation.

   (C) A young man who hopes to become a museum guide.

   (D) A professional kayaker training for the Olympics.

2. According to the advertisement, which of the following is true?

   (A) Kayaking and canoeing are for experienced visitors only.

   (B) You need to be a hotel guest at Strathcona to sign up for the outdoor activities.

   (C) Strathcona guests are guaranteed to be able to sign up at the last minute.

   (D) Guests need to bring or buy their own food during the outdoor activities.

3. Which of the following is true regarding the daily activities?

   (A) The same set of activities are available all year around.

   (B) Sailing is not available on weekends.

   (C) Canoeing is not available in the afternoon.

   (D) Rock climbing is available three times a week.

4. How much does it cost for a father and his 10-year-old son to experience kayaking and rock climbing together in one day?

   (A) $35.

   (B) $60.

   (C) $65.

   (D) $75.

数　学

問題
(60分)

A 日程

6年度

$\boxed{\text{I}}$　問1～問5の空欄　$\boxed{(\text{ア})}$　～　$\boxed{(\text{ワ})}$　に当てはまる整数を0～9から1つ選び該当する解答欄にマークせよ。ただし，分数は既約分数で表せ。(80点)

問1．すべての実数の集合を全体集合 U とする。U の部分集合 $A = \{\, x \mid -2 \leqq x \leqq 3 \,\}$，
　　$B = \{\, x \mid -5 \leqq x \leqq 1 \,\}$ に対し，$C = \overline{A} \cup \overline{B}$ とする。このとき

$$A \cap C = \left\{\, x \mid \boxed{(\text{ア})} < x \leqq \boxed{(\text{イ})} \,\right\}, \quad A \cup \overline{C} = \left\{\, x \mid -\boxed{(\text{ウ})} \leqq x \leqq \boxed{(\text{エ})} \,\right\}$$

　　である。また，$D = \{\, x \mid k-6 \leqq x \leqq k+1 \,\}$ とする。$A \subset D$ となる定数 k の値の範囲は
　　$\boxed{(\text{オ})} \leqq k \leqq \boxed{(\text{カ})}$ である。

問2．x の2次方程式 $3x^2 - 4x + 5 = 0$ の2つの解を α, β とするとき，$\alpha^2 + \beta^2$ の値は

　　$-\dfrac{\boxed{(\text{キ})}\ \boxed{(\text{ク})}}{\boxed{(\text{ケ})}}$，$\alpha^3 + \beta^3$ の値は $-\dfrac{\boxed{(\text{コ})}\ \boxed{(\text{サ})}\ \boxed{(\text{シ})}}{\boxed{(\text{ス})}\ \boxed{(\text{セ})}}$ である。

　　また，$\alpha + \dfrac{1}{\beta}$，$\beta + \dfrac{1}{\alpha}$ を解とする，2次の係数が15である2次方程式は

　　$15x^2 - \boxed{(\text{ソ})}\ \boxed{(\text{タ})}\ x + \boxed{(\text{チ})}\ \boxed{(\text{ツ})} = 0$ である。

問3．$0 \leqq \theta < 2\pi$ のとき，$\cos\left(2\theta + \dfrac{\pi}{3}\right) \geqq \dfrac{\sqrt{3}}{2}$ を満たす θ の値の範囲は

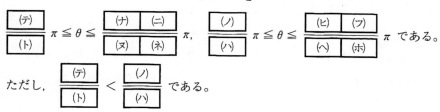

ただし，$\dfrac{(テ)}{(ト)} < \dfrac{(ノ)}{(ハ)}$ である。

問4．m, n は $m > n$ を満たす自然数とする。座標平面において曲線 $y = x^2$ と直線 $y = mx$，

$y = nx$ とで囲まれた部分の面積 S は $S = \dfrac{(マ)}{(ミ)} m^3 - \dfrac{(ム)}{(メ)} n^3$ である。また，

$S = \dfrac{37}{6}$ のとき，$m = \boxed{(モ)}$ ，$n = \boxed{(ヤ)}$ である。

問5．a は $5 < a < 6$ を満たす実数とする。数列 $\{a_n\}$ を $a_1 = a$，

$a_{n+1} = |a_n| - 1$（$n = 1$, 2, 3, $\cdots$）と定める。このとき，$a_2 = a - \boxed{(ユ)} > 0$，

$a_3 = a - \boxed{(ヨ)} > 0$ である。$a_n < 0$ となる最小の自然数 n は $\boxed{(ラ)}$ である。n を

$\boxed{(ラ)}$ 以上の奇数とするとき，$a_n = a - \boxed{(リ)}$ であり，n を $\boxed{(ラ)}$ 以上の偶数とする

とき，$a_n = \boxed{(ル)} - a$ である。したがって，$\displaystyle\sum_{n=1}^{100} a_n = \boxed{(レ)} a - \boxed{(ロ)}\,\boxed{(ワ)}$ となる。

Ⅱ　問1～問4の空欄 (ア) ～ (コ) に当てはまる整数を 0～9 から1つ選び該当する解答欄にマークせよ。ただし，分数は既約分数で表せ。(20点)

座標空間内に3点 A(4, 0, 0)，B(0, 1, 0)，C(0, 0, 3) がある。原点 O(0, 0, 0) から平面 ABC に下ろした垂線と平面 ABC の交点を H とする。以下の問に答えよ。

問1．四面体 OABC の体積は (ア) である。

問2．三角形 ABC の面積は $\dfrac{(イ)\ (ウ)}{(エ)}$ である。

問3．OH の長さは $\dfrac{(オ)\ (カ)}{(キ)\ (ク)}$ である。

問4．四面体 OABC に内接する球の半径は $\dfrac{(ケ)}{(コ)}$ である。

化　学

問題
（60分）

6年度

A 日程

解答にあたって必要ならば，次の数値を用いよ。

原子量　H = 1.0, C = 12.0, N = 14.0, O = 16.0, Cu = 63.5, Zn = 65.0

気体定数　$R = 8.30 \times 10^3 \, Pa \cdot L/(K \cdot mol)$

Ⅰ　次の問 1 〜 5 に答えよ。（21点）

問1　同素体の組合せでないものを a 〜 e から選んでマークせよ。

　　a．黒鉛とフラーレン　　　　b．黄リンと赤リン　　　　　　c．酸素とオゾン

　　d．水と氷　　　　　　　　　e．グラファイトとダイヤモンド

問2　同圧のもとで，最も沸点が高い水溶液を a 〜 e から選んでマークせよ。ただし，水溶液中の電解質は完全に電離しているものとする。

　　a．0.15 mol/kg　塩化カルシウム水溶液　　　b．0.25 mol/kg　塩化ナトリウム水溶液

　　c．0.40 mol/kg　グルコース水溶液　　　　　d．0.30 mol/kg　スクロース水溶液

　　e．0.30 mol/kg　硫酸マグネシウム水溶液

問3　40℃の硝酸カリウム飽和水溶液 82 g を 25℃ に冷却するとき，析出する硝酸カリウムは $\boxed{a}\boxed{b}$ g である。a および b に該当する数字をそれぞれマークせよ。ただし，硝酸カリウムの溶解度は水 100 g に対して，40℃で 64 g，25℃で 38 g とする。

問4　水酸化鉄(Ⅲ)のコロイド溶液に電極を浸して直流電圧をかけると，時間の経過とともにコロイド粒子が陰極側に移動した。このコロイド粒子を沈殿させるのに最も少量でよい電解質水溶液を a 〜 e から選んでマークせよ。ただし，水溶液は同じモル濃度とする。

　　a．塩化ナトリウム水溶液　　　　　　　b．塩化マグネシウム水溶液

　　c．硝酸アルミニウム水溶液　　　　　　d．硝酸ナトリウム水溶液

　　e．硫酸ナトリウム水溶液

問5　アラニン（$C_3H_7NO_2$，分子量 89）のみからなるジペプチド中に含まれる窒素の質量パーセントは，$\boxed{a}\boxed{b}.\boxed{c}$ ％である。a 〜 c に該当する数字をそれぞれマークせよ。

Ⅱ 次の文を読み，問1〜6に答えよ。（24点）

金属結晶では，金属原子が規則正しく配列している。その結晶構造には，体心立方格子（体心立方構造），面心立方格子（立方最密構造），六方最密構造（六方最密充填構造）がある。

図1は， ア の単位格子を示しており，結晶中の原子を球と仮定し，最も近い原子どうしが接しているものとする。図2は，単位格子の一辺の長さを l，原子半径を r として，単位格子内で原子が接触している断面 ABCD を示す。

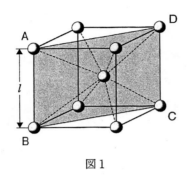

図1

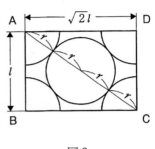

図2

問1 ア に該当する語句をa〜cから選んでマークせよ。

　　a．体心立方格子　　　　　b．面心立方格子　　　　　c．六方最密構造

問2 図1の単位格子中に含まれる原子数に該当する数字をマークせよ。

問3 図1の配位数に該当する数字をマークせよ。

問4 図2を参考に，図1の金属原子の原子半径 r に該当する式をa〜eから選んでマークせよ。

　　a．$\dfrac{\sqrt{3}}{4}l$　　　b．$\dfrac{\sqrt{2}}{3}l$　　　c．$\sqrt{2}l$　　　d．$\sqrt{3}l$　　　e．$3l^2$

問5 図1の単位格子に原子が占める体積の割合（充填率）を $\boxed{a}\,\boxed{b}$ ％と表すとき，aおよびbに該当する数字をそれぞれマークせよ。ただし，円周率 π を3.14，$\sqrt{2}=1.41$，$\sqrt{3}=1.73$ とする。

問6　ある金属結晶の単位格子は，図1のような構造であり，単位格子の一辺の長さは 4.3×10^{-8} cm である。この金属の原子量を $\boxed{a}\boxed{b}$ と表すとき，a および b に該当する数字をそれぞれマークせよ。ただし，この金属の密度を 0.96 g/cm^3，アボガドロ定数 N_A を 6.0×10^{23} /mol とする。また，$(4.3)^3 = 79.5$ とする。

Ⅲ 次の文を読み，問1〜7に答えよ。(27点)

　イオン化傾向の異なる2種類の金属を電解質の水溶液（電解液）に浸して導線で結ぶと，イオン化傾向の大きな金属が ア され，生じた電子が導線を通ってイオン化傾向の小さな金属の方へ移動して電流が流れる。このとき，電子は電解液中に溶けていた金属イオンや水素イオンに与えられ， イ 反応が起こる。 ア 反応が起こって電子が流れ出す電極を ウ 極，電子が流れ込んで イ 反応が起こる電極を エ 極という。

　下図のように， 1 板を硫酸亜鉛 $ZnSO_4$ 水溶液に浸したものと， 2 板を硫酸銅(Ⅱ) $CuSO_4$ 水溶液に浸したものとを，素焼きの円筒で仕切った構造の電池を オ 電池という。いま，この オ 電池に電球をつなぐと， ウ 極および エ 極ではそれぞれ式（1）および式（2）の反応が起こった。

$$\boxed{A} \longrightarrow \boxed{B} + 2e^- \quad \cdots\cdots (1)$$
$$\boxed{C} + 2e^- \longrightarrow \boxed{D} \quad \cdots\cdots (2)$$

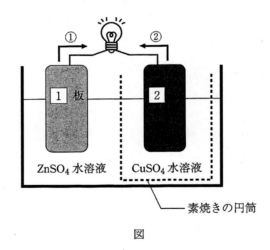

図

問1 ア 〜 オ に該当する語句を a〜f からそれぞれ選んでマークせよ。

　　a．還元　　　　　b．酸化　　　　　c．正　　　　　　d．ダニエル

　　e．負　　　　　　f．ボルタ

問2 　$\boxed{1}$ および $\boxed{2}$ に該当する金属を a または b からそれぞれ選んでマークせよ。

    a．Cu   b．Zn

問3 　$\boxed{A}$ ～ $\boxed{D}$ に該当するものを a～d からそれぞれ選んでマークせよ。

    a．Cu   b．Cu^{2+} c．Zn   d．Zn^{2+}

問4 　図の装置において，導線を流れる電流の向きを①または②から選んでマークせよ。

問5 　電流が流れることによって，素焼きの円筒の内側から外側に移動する主なイオンを a～d から選んでマークせよ。

    a．Cu^{2+} b．H^+ c．SO_4^{2-} d．Zn^{2+}

問6 　図で示した電池は，徐々に電流が流れにくくなる。この電池をより長時間使用し続けるためには，$CuSO_4$ 水溶液および $ZnSO_4$ 水溶液のはじめの濃度をそれぞれどのようにしておくとよいか。最も適するものを a～d から選んでマークせよ。

    a．$CuSO_4$ 水溶液の濃度を高くし，$ZnSO_4$ 水溶液の濃度を低くする。

    b．$CuSO_4$ 水溶液の濃度を低くし，$ZnSO_4$ 水溶液の濃度を高くする。

    c．$CuSO_4$ 水溶液と $ZnSO_4$ 水溶液の両方の濃度を高くする。

    d．$CuSO_4$ 水溶液と $ZnSO_4$ 水溶液の両方の濃度を低くする。

問7 　下線部において，$\boxed{ウ}$ 極の質量が 130 mg 変化したときに流れた電気量は

    $\boxed{a}$．$\boxed{b}$ $\boxed{c}$ $\times 10^{\boxed{d}}$ C である。a～d に該当する数字をそれぞれマークせよ。ただし，ファラデー定数 F を 9.65×10^4 C/mol とする。

Ⅳ 下図は，ベンゼンを出発物質としたフェノールのさまざまな合成経路を示したものである。問 1 〜 5 に答えよ。(28点)

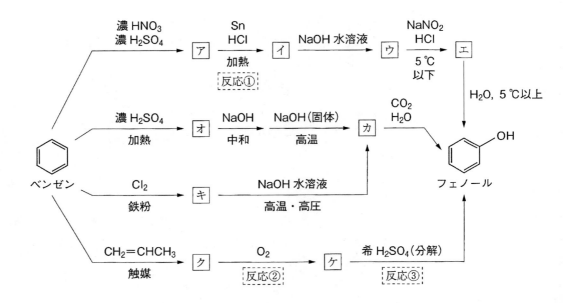

問1 化合物 ［ア］ 〜 ［ケ］ の構造式を以下のように示したとき，［X］ に該当する置換基を a 〜 m からそれぞれ選んでマークせよ。

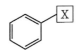

a ． − CH₃ と書くと $-CH_3$

a ． $-CH_3$　　b ． $-CH(CH_3)_2$　　c ． $-C(CH_3)_2OOH$　　d ． $-CH_2Cl$

e ． $-CH_2OH$　　f ． $-Cl$　　g ． $-COOH$　　h ． $-NH_2$

i ． $-N_2^+Cl^-$　　j ． $-NH_3^+Cl^-$　　k ． $-NO_2$　　l ． $-O^-Na^+$

m ． $-SO_3H$

問2 反応①および反応②において，［ア］ および ［ク］ に起こる反応の種類として最も適するものを a 〜 e からそれぞれ選んでマークせよ。ただし，必要であれば繰り返し選んでよい。

a ．加水分解反応　　　　b ．還元反応　　　　c ．酸化反応

d ．置換反応　　　　　　e ．付加反応

問3　反応③でフェノールとともに生成する化合物を a 〜 f から選んでマークせよ。

　　a．アセトン　　　　　b．エタノール　　　　c．酢酸

　　d．2-プロパノール　　e．プロパン　　　　　f．プロペン

問4　フェノールは，工業的にはベンゼンから ク および ケ を経由する方法で製造される。
　　このフェノールの合成法の名称を a 〜 e から選んでマークせよ。

　　a．オストワルト法　　　b．クメン法　　　　　　c．接触法

　　d．ソルベー法　　　　　e．ハーバー・ボッシュ法

問5　氷冷した エ の水溶液に カ の水溶液を加えたときの変化として，正しいものを a 〜 c
　　から選んでマークせよ。

　　a．水溶液が橙赤色になる。

　　b．水に不溶の黒色沈殿が生じる。

　　c．激しく発泡する。

英　語

解答　6年度

I

〔解答〕

問1(1)　B　(2)　C　(3)　A　(4)　D　(5)　C
　　(6)　A　(7)　D　(8)　C　(9)　B
問2(1)　C　(2)　D　(3)　A　(4)　B

〔出題者が求めたポイント〕

問1(1)　(A) occasionally「たまに」(B) usually「通常」
　　　　(C) barely「かろうじて」(D) immediately「すぐに」
　(2)　(A) in favor of「～に賛成して」(B) on account of
　　　　「～の理由で」(C) in spite of「～にもかかわらず」
　　　　(D) to say nothing of「～は言うまでもなく」
　(3)　(A) managed「処理した」(B) expected「期待した」
　　　　(C) feared「恐れた」(D) recalled「思い出した」
　(4)　(A) proper「適切な」(B) intelligent「知的な」
　　　　(C) boring「退屈な」(D) impolite「無作法な」
　(5)　(A) plain「明白な」(B) industrial「産業の」
　　　　(C) artistic「美術的な」(D) unnatural「不自然な」
　(6)　(A) criticize「批判する」(B) investigate「調査する」
　　　　(C) encourage「奨励する」(D) acknowledge「認める」
　(7)　(A) information「情報」(B) distance「距離」
　　　　(C) material「材料」(D) reason「理由」
　(8)　(A) estimate「見積もる」(B) examine「調べる」
　　　　(C) decrease「減らす」(D) survive「生き延びる」
　(9)　(A) changes「変化」(B) options「選択肢」
　　　　(C) arguments「議論」(D) relations「関係」

問2　選択肢訳

(1)　「第1段落によると、次のうち正しいのはどれか」
　(A)　アメリカ人は食事の量が少ないことで知られている。
　(B)　レストランで出される食事の量はどの国でも同じである。
　(C)　アメリカ人は食事を食べきれないから、ドギーバッグを頼む。← 第1段落第3、4文から
　(D)　アメリカ人は大食漢ではない。
(2)　「第2段落によると、次のうち正しいのはどれか」
　(A)　第二次世界大戦中、犬は余分な食料を特別な袋に入れて家に運んだ。
　(B)　アメリカの家庭は自分たちのペットをレストランに譲った。
　(C)　客はレストランでペットに食べ物を与えたものだった。
　(D)　アメリカ人の中には自分の食べ残しをペットにやる者もいた。← 第2段落第5文から
(3)　「第3段落によると、次のうち正しいのはどれか」
　(A)　ドギーバッグを認める人もいれば、認めない人もいる。← 第3段落最終文から
　(B)　ドギーバッグのデザインはレストランによって違

うわけではない。
　(C)　レストランの中には白鳥やタツノオトシゴをドギーバッグに入れて出す所もある。
　(D)　客の中には犬に赤ワインを飲ませる者もいる。
(4)　「第4段落によると、次のうち正しいのはどれか」
　(A)　農家や牧場主はドギーバッグの使用を避ける。
　(B)　「ドギーバッグ」の言い方は一つではない。← 第4段落最終文から
　(C)　アメリカは食糧不足である。
　(D)　食べ物を持ち帰る食事客は、食べ物を無駄にすることが多い。

〔全訳〕

1．ご存知のように、アメリカ人はたくさん食べるという評判がある。レストランでは(1)通常、他の国よりもはるかに大盛りの食事が提供される。実際は、多くのアメリカ人が食欲旺盛である(2)にもかかわらず、しばしば彼らはレストランで料理を食べきれない。そんな時こそ、ドギーバッグをリクエストするときだ。

2．ちょっと待って、犬と食べ残した料理にはどんな関係があるのか。辞書出版社の Merriam-Webster によると、ドギーバッグとは、「レストランで食べた食べ残しを持ち帰るための容器」のことだそうだ。しかし、それでは私たちの質問の答えにはならない。答えを見つけるには、第二次世界大戦まで遡る必要がある。当時、アメリカ人が食糧不足に(3)対処した方法のひとつが、家庭料理の残り物をペットに与えることだった。その後、レストランがテイクアウト用の箱を提供することで、食べきれなかった分をペット（多くの場合、犬）に与えることができるようになった。その後、ペット用ではなく自分用の食事を保存するために「ドギーバッグ」を求める客も出てきた。おそらく、ペットを飼っていなかったか、あるいはペットにおいしいものを食べさせる気がなかったのだろう。

3．伝統主義者はドギーバッグを(4)粗野な習慣だと考えていたが、一部のレストランでは、食べ残しを覆うアルミホイルを白鳥やタツノオトシゴといった(5)装飾的なデザインに成形することで、洗練された趣向を加えていた。ワインのボトルを運ぶために特別にデザインされたドギーバッグは、容器をさらに魅力的にした。しかし、単に悪趣味な名前だけでなく、ドギーバッグの使用そのものを(6)見下す一流レストランもまだある。

4．今日、環境意識の高いレストランでは、ドギーバッグを求めるさらなる(7)正当な理由が見つかっている。第二次世界大戦後の数十年間、アメリカでは食料が不足していたわけではないが、こうしたレストラン利用者は、無駄な廃棄を避けることで、農業や牧場の環境への影響を(8)減らすことができると考えている。また、地球を守りたいのに「ドギーバッグ」を頼むのはためらわれると感じたら、「持ち帰り用の箱」とか「テ

イクアウト用の容器」といった(9)代替案(別の言い方)がたくさんあることを思い出してほしい。

Ⅱ
〔解答〕
1．C　2．D　3．A　4．B
5．C　6．A　7．B　8．B
9．D　10．D　11．D　12．A
〔出題者が求めたポイント〕
1．in order to V「〜するために」を否定すると、in order not to V「〜しないように」になる。選択肢(B)の so you will not は、will not の後ろに to catch は続かないので不可。
2．出来事が「ショッキングだ」という意味の shocking が正解。I was shocked to hear that 〜 . と同意。
3．have difficult (in) Ving「〜するのに苦労する」
4．Most of「〜の多く、大部分」。Almost は副詞なので不可。Anyone は動詞が works なら可。Lot は A lot なら可。
5．If 節が had + Vp.p. の仮定法過去完了なので、帰結節も仮定法過去完了で、助動詞過去形 + have + Vp.p. となる。
6．inform +（人）+ that 〜「（人）に〜を知らせる」。選択肢(C)の tell to は tell なら可。
7．give up「〜をあきらめる」。hand out「〜を配る」。put up with「〜に耐える」。catch up with「〜に追いつく」
8．20 dollars less で「20 ドル安く」となる。
9．文末に now とあるので、現在進行形の受動態(be + being + Vp.p.)にするのが適切。
10．not only A but also B「A だけでなく B も」
11．ask + O + to V「O に〜するよう頼む」。make copies「コピーする」
12．be familiar with「〜をよく知っている」
〔問題文訳〕
1．外は風が強い。風邪をひかないように暖かい格好をしましょう。
2．彼が学校をやめたと聞いて私はショックだった。
3．オリビアはその時、自分の本当の気持ちを表現するのに苦労した。
4．私たちの大学の学生の多くは週末にアルバイトをしている。
5．もしこのギターを日本で買っていたら、3 倍の値段になっていただろう。
6．会議は来週に延期するとリーさんに伝えてください。
7．文化祭の日程をあらかじめ保護者に配るべきだ。
8．同じシャツが他の店では 20 ドル安く買える。
9．私の町の新しい博物館は今、有名な建築家によって設計されつつある。
10．シャーロットは才能のあるダンサーであるだけでなく、才能のある監督でもあった。

11．マネージャーは新入社員に今日の会議のために書類を 15 部コピーするように頼んだ。
12．デビッドはこの町に 30 年ほど住んでいるので、この地域には詳しい。

Ⅲ
〔解答〕
1．(1) E　(2) D　(3) B
2．(4) E　(5) C　(6) B
3．(7) D　(8) A　(9) G
4．(10) G　(11) D　(12) C
5．(13) B　(14) E　(15) F
〔出題者が求めたポイント〕
正解の英文
1．I always (find)(it)(hard)(to)(see)(things)(from) another person's viewpoint.
2．A (recent)(survey)(shows)(that)(more than)(half)(of all) Internet users live in Asia.
3．Please (refer)(to)(the conference)(website)(for)(further)(information) about the schedule.
4．She is the type of person (who)(doesn't)(change)(her mind) easily (once)(she)(has) made it up.
5．Too (much)(stress)(is)(likely)(to)(cause)(bad) health.

Ⅳ
〔解答〕
1．C　2．B　3．A　4．B　5．C
〔出題者が求めたポイント〕
選択肢訳
1．(A)　あなたはどこにいますか？
　(B)　私はいつ行けますか？
　(C)　それはどちらですか？
　(D)　どれくらいの長さですか？
2．(A)　彼はしないと思います。
　(B)　彼は何週間もその話をしていた。
　(C)　私は彼に来月も手伝ってもらいたい。
　(D)　私は猫の方が好きだ。
3．(A)　おすすめはありますか？
　(B)　他にステーキはありますか？
　(C)　お勘定をお願いできますか？
　(D)　ステーキの焼き加減はいかがなさいますか？
4．(A)　それは長い時間がかかったんですか？
　(B)　それは何年前ですか？
　(C)　彼はそれを楽しみにしていましたか？
　(D)　なぜそれが起きたのですか？
5．(A)　いらないわ。お腹すいてないから。
　(B)　いい考えね。もうすぐ食べ終わるわ。
　(C)　何が食べたい？

(D)　もう夕食を作りました。

〔全訳〕
1．お客　：すみません。室内植物を探しているのですが。
　　従業員：園芸用品売り場にありますよ。
　　お客　：それはどちらですか？
　　従業員：あちらです。店の奥の方です。
2．母：ジョンは本当に犬を飼いたいと思っているの。彼は何週間もその話をしていたのよ。
　　父：いい考えとは思えないね。ペットを飼うのは責任が重いから。
　　母：雨の日も風の日も、毎日散歩に連れて行くって約束してるわ。
3．ウィリアム：Tボーンステーキにします。
　　接客係　　：他に何かご注文されますか？
　　ウィリアム：おすすめはありますか？
　　接客係　　：ベイクドポテトがよろしいかと。
4．サトシ　：あなたのお父さんはとてもいい人そうですね。お仕事は何をされているんですか？
　　エヴリン：消防士でしたが、今は引退しています。
　　サトシ　：そうなんですか？　それは何年前ですか？
　　エヴリン：ちょうど去年です。
5．メアリー：今夜は残業なの。
　　カズ　　：夕食を作ろうか？
　　メアリー：気にしないで。スーパーで何か買ってくれればいいわ。
　　カズ　　：何が食べたい？

V
〔解答〕
1．B　　2．D　　3．C　　4．B
〔出題者が求めたポイント〕
1．「この広告のターゲットは誰か」
　(A)　出張中の宿を探しているビジネスマン。
　(B)　家族旅行を計画している親。
　(C)　美術館のガイドを目指している若者。
　(D)　オリンピックを目指してトレーニング中のプロのカヤック選手。
2．「この広告によると、次のうち正しいのはどれか」
　(A)　カヤックとカヌーは経験者のみが楽しめる。
　(B)　アウトドア・アクティビティに申し込むには、ストラスコーナの宿泊客である必要がある。
　(C)　ストラスコーナの宿泊客は、直前でも申し込めることが保証されている。
　(D)　アウトドア・アクティビティ中の食事は各自持参または購入する必要がある。
3．「毎日のアクティビティについて、次のうち正しいものはどれか」
　(A)　一連の同じアクティビティが一年中楽しめる。
　(B)　セーリングは週末にはできない。

(C)　カヌーは午後にはできない。
(D)　ロッククライミングは週に3回ある。
4．「父親と10歳の息子が1日でカヤックとロッククライミングを体験するのにかかる費用はいくらか」
　(A)　$35.
　(B)　$60.
　(C)　$65.
　(D)　$75.

〔全訳〕
大冒険
一生に一度の体験をたった3時間で！

澄み切ったアッパーキャンベル湖でのカヤックやカヌーを体験しよう。岩壁登り、ロープコースでターザンのように木々の間を揺られたり、風を切ってセーリングしたり。初心者も大歓迎です。才能豊かな講師やガイドが指導するエキサイティングなアウトドア・アドベンチャーは、ストラスコーナにご宿泊のお客様や観光客の方ならどなたでもご参加いただけます。事前にお申し込みいただくのがベストですが、空きがあれば直前の参加も大歓迎です。

大人
$35 … 午前と午後のアクティビティ・パッケージ
$20 … 午前または午後のアクティビティ

子供（16歳未満は大人同伴）
$25 … 午前と午後アクティビティ・パッケージ
$15 … 午前または午後のアクティビティ
夕方セーリングオプション：$15

すべてのアウトドア用具、指導、通常のプログラム内での移動が含まれます。宿泊、食事は含まれません。
日々の活動6月27日～9月4日

	午前	午後	夕方
月曜日	ロープコース	ナチュラリスト・ハイク	セーリング
火曜日	カヌー	ボート・エクスカーション	セーリング
水曜日	カヤック	ロック・クライミング	セーリング
木曜日	ロープコース	ナチュラリスト・ハイク	セーリング
金曜日	カヤック	セーリング	セーリング
土曜日	カヌー	ロープコース	セーリング
日曜日	カヤック	ロック・クライミング	セーリング

数　学

解答 6年度

I

〔解答〕

問1

ア	イ	ウ	エ	オ	カ
1	3	2	3	2	4

問2

キ	ク	ケ	コ	サ	シ	ス	セ	ソ	タ	チ	ツ
1	4	9	1	1	6	2	7	3	2	6	4

問3

テ	ト	ナ	ニ	ヌ	ネ	ノ	ハ	ヒ	フ	ヘ	ホ
3	4	1	1	1	2	7	4	2	3	1	2

問4

マ	ミ	ム	メ	モ	ヤ
1	6	1	6	4	3

問5

ユ	ヨ	ラ	リ	ル	レ	ロ	ワ
1	2	7	6	5	6	6	2

〔出題者が求めたポイント〕

問1　集合

$A \cap B = \{x | x \in A$ かつ $x \in B\}$

$A \cup B = \{x | x \in A$ または $x \in B\}$

$\overline{A} = \{x | x \notin A\}$

$A = \{x | a \leq x \leq b\}$，$D = \{x | m \leq x \leq n\}$ のとき，$A \subset D$ となるのは，$m \leq a$ かつ $b \leq n$

問2　2次方程式

$ax^2 + bx + c = 0$ の解を α，β とすると，

$\alpha + \beta = -\dfrac{b}{a}$，$\alpha\beta = \dfrac{c}{a}$

$\alpha^2 + \beta^2 = (\alpha+\beta)^2 - 2\alpha\beta$

$\alpha^3 + \beta^3 = (\alpha+\beta)(\alpha^2+\beta^2) - \alpha\beta(\alpha+\beta)$

問3　三角関数

$2\theta + \dfrac{\pi}{3}$ の範囲を求める。$\alpha = 2\theta + \dfrac{\pi}{3}$ とする。

$2 \cdot 0 + \dfrac{\pi}{3} \leq \alpha < 2 \cdot (2\pi) + \dfrac{\pi}{3}$

この範囲で，$\cos\alpha \geq \dfrac{\sqrt{3}}{2}$ となる範囲を求め，α に θ の式を代入し，θ の範囲にする。

問4　積分法

$y = x^2$ と $y = mx$ との交点を求める。$x = 0$，m

$y = x^2$ と $y = nx$ との交点を求める。$x = 0$，n

$S = \displaystyle\int_0^m (mx - x^2)dx - \int_0^n (nx - x^2)dx$

$3^3 = 27$，$4^3 = 64$，$5^3 = 125$ を考慮して，m に数を入れてみる。

問5　数列

$a_n > 0$ のとき，$a_{n+1} = a_n - 1$　より

$a_n = a - (n-1)$　より　$a_n < 0$ となる n を求める。

n の最小値を m とすると，a_m，a_{m+1}，a_{m+2} を求めて，a_{2k+1}，a_{2k+2}，a_{2k+3} と計算する。

$a_1 + a_2 + \cdots + a_{m-1}$
$+ (a_m + a_{m+1}) + (a_{m+2} + a_{m+3}) + \cdots + (a_{99} + a_{100})$

として求める。

〔解答のプロセス〕

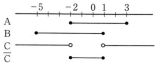

$A \cap C = \{x | 1 < x \leq 3\}$

$A \cup \overline{C} = \{x | -2 \leq x \leq 3\}$

$k - 6 \leq -2$　より　$k \leq 4$

$3 \leq k + 1$　より　$2 \leq k$

よって，$2 \leq k \leq 4$

問2　$x^2 - \dfrac{4}{3}x + \dfrac{5}{3} = 0$ の2つの解を α，β とする。

$\alpha + \beta = \dfrac{4}{3}$，$\alpha\beta = \dfrac{5}{3}$

$\alpha^2 + \beta^2 = (\alpha+\beta)^2 - 2\alpha\beta = \dfrac{16}{9} - \dfrac{10}{3} = -\dfrac{14}{9}$

$\alpha^3 + \beta^3 = (\alpha+\beta)(\alpha^2+\beta^2) - \alpha\beta(\alpha+\beta)$

$\quad = \dfrac{4}{3}\left(-\dfrac{14}{9}\right) - \dfrac{5}{3} \cdot \dfrac{4}{3} = -\dfrac{56}{27} - \dfrac{20}{9}$

$\quad = -\dfrac{116}{27}$

$\left(\alpha + \dfrac{1}{\beta}\right) + \left(\beta + \dfrac{1}{\alpha}\right)$

$= \alpha + \beta + \dfrac{\alpha+\beta}{\alpha\beta} = \dfrac{4}{3} + \dfrac{4}{3}\left(\dfrac{3}{5}\right) = \dfrac{20+12}{15} = \dfrac{32}{15}$

$\left(\alpha + \dfrac{1}{\beta}\right) \cdot \left(\beta + \dfrac{1}{\alpha}\right) = \alpha\beta + 2 + \dfrac{1}{\alpha\beta}$

$\quad = \dfrac{5}{3} + 2 + \dfrac{3}{5}$

$\quad = \dfrac{25+30+9}{15} = \dfrac{64}{15}$

よって，$x^2 - \dfrac{32}{15}x + \dfrac{64}{15} = 0$，両辺×15とする。

従って，$15x^2 - 32x + 64 = 0$

問3　$2 \cdot 0 + \dfrac{\pi}{3} = \dfrac{\pi}{3}$，$2 \cdot (2\pi) + \dfrac{\pi}{3} = \dfrac{13}{3}\pi$

よって，$\dfrac{\pi}{3} \leq 2\theta + \dfrac{\pi}{3} < \dfrac{13}{3}\pi$

従って，

$\dfrac{11}{6}\pi \leq 2\theta + \dfrac{\pi}{3} \leq \dfrac{13}{6}\pi$　より

$\dfrac{3}{4}\pi \leq \theta \leq \dfrac{11}{12}\pi$

$\dfrac{23}{6}\pi \leq 2\theta + \dfrac{\pi}{3} \leq \dfrac{25}{6}\pi$　より　$\dfrac{7}{4}\pi \leq \theta \leq \dfrac{23}{12}\pi$

問4　$x^2 = mx$　より　$x = 0$，m

$\quad\quad x^2 = nx$　より　$x = 0$，n

$$S = \int_0^n (mx - x^2)dx - \int_0^n (nx - x^2)dx$$

$$= \frac{1}{6}(m-0)^3 - \frac{1}{6}(n-0)^3$$

$$= \frac{1}{6}m^3 - \frac{1}{6}n^3$$

$\frac{1}{6}m^3 - \frac{1}{6}n^3 = \frac{37}{6}$ より $m^3 - n^3 = 37$

$2^3 = 8$, $3^3 = 27$, $4^3 = 64$, $5^3 = 125$

$4^3 - 3^3 = 64 - 27 = 37$

従って, $m = 4$, $n = 3$

問5 $a_2 = a - 1$, $a_3 = (a-1) - 1 = a - 2$

$a_1 \sim a_{n-1}$ まで正だとすると,

$a_n = |a_{n-1}| - 1 = a - (n-1) < 0$ $a < n - 1$

$n - 1 = 6$ より $n = 7$

$a_7 = a - 6$, $a_8 = 6 - a - 1 = 5 - a$

$a_9 = a - 5 - 1 = a - 6$

$a_{2k+1} = a - 6$ とすると, $a_{2k+2} = 6 - a - 1 = 5 - a$

$a_{2k+3} = a - 5 - 1 = a - 6$

従って,

$n \geq 7$ の奇数のとき, $a_n = a - 6$

$n \geq 7$ の偶数のとき, $a_n = 5 - a$

奇数の方で考えて, $a_{2+l} \sim a_{2k+l}$

ただし, $2k + l = 99$ だから

$2 \cdot 1 + l = 7$ より $l = 5$

$2k + 5 = 99$ より $k = 47$

$$\sum_{n=1}^{100} a_n = \sum_{n=1}^{6} \{a - (n-1)\} + \sum_{k=1}^{47} \{(a-6) + (5-a)\}$$

$$= a + a - 1 + a - 2 + a - 3 + a - 4 + a - 5 + (-1) \times 47$$

$$= 6a - 62$$

Ⅱ

〔解答〕

問1

ア
2

問2

イ	ウ	エ
1	3	2

問3

オ	カ	キ	ク
1	2	1	3

問4

ケ	コ
3	8

〔出題者が求めたポイント〕

三角比

$\triangle ABC$, $\triangle OAB$, $\triangle OBC$, $\triangle OCA$ の面積を S_{ABC}, S_{OAB}, S_{OBC}, S_{OCA} で表わし, 四面体 OABC の体積を V, OH の長さを h, 四面体 OABC に内接する球の半径を r とする。

問1 $V = \frac{1}{3} S_{OAB} \cdot OC$

$\left(= \frac{1}{3} S_{OBC} \cdot OA = \frac{1}{3} S_{OCA} \cdot OB$ でも可 $\right)$

問2 $\cos\angle BAC = \dfrac{AB^2 + AC^2 - BC^2}{2 \cdot AB \cdot AC}$

$\sin\angle BAC = \sqrt{1 - \cos^2 \angle BAC}$

$S_{ABC} = \frac{1}{2} AB \cdot AC \sin\angle BAC$

問3 $\frac{1}{3} S_{ABC} \cdot h = V$

問4 $\frac{1}{3} S_{ABC} \cdot r + \frac{1}{3} S_{OAB} \cdot r + \frac{1}{3} S_{OBC} \cdot r$

$+ \frac{1}{3} S_{OCA} \cdot r = V$

〔解答のプロセス〕

$\triangle ABC$, $\triangle OAB$, $\triangle OBC$, $\triangle OCA$ の面積を S_{ABC}, S_{OAB}, S_{OBC}, S_{OCA} で表わし, 四面体 OABC の体積を V, OH の長さを h, 四面体 OABC に内接する球の半径を r とする。

問1 $V = \frac{1}{3} S_{OAB} \cdot OC = \frac{1}{3}\left(\frac{1}{2} 4 \cdot 1\right) \cdot 3 = 2$

問2 $AB = \sqrt{16+1} = \sqrt{17}$

$BC = \sqrt{1+9} = \sqrt{10}$

$CA = \sqrt{9+16} = \sqrt{25} = 5$

$\cos\angle BAC = \dfrac{25 + 17 - 10}{2 \cdot 5\sqrt{17}} = \dfrac{16}{5\sqrt{17}}$

$\sin\angle BAC = \sqrt{1 - \dfrac{256}{425}} = \sqrt{\dfrac{169}{425}} = \dfrac{13}{5\sqrt{17}}$

$S_{ABC} = \dfrac{1}{2} 5 \cdot \sqrt{17} \cdot \dfrac{13}{5\sqrt{17}} = \dfrac{13}{2}$

問3 $\frac{1}{3} \cdot \frac{13}{2} \cdot h = 2$ より $h = 2 \cdot \frac{6}{13} = \frac{12}{13}$

問4 $S_{OAB} = \frac{1}{2} \cdot 4 \cdot 1 = 2$, $S_{OBC} = \frac{1}{2} \cdot 1 \cdot 3 = \frac{3}{2}$

$S_{OCA} = \frac{1}{2} \cdot 3 \cdot 4 = 6$

$\dfrac{1}{3} \cdot \dfrac{13}{2} r + \dfrac{1}{3} \cdot 2r + \dfrac{1}{3} \cdot \dfrac{3}{2} r + \dfrac{1}{3} \cdot 6r = 2$

$\dfrac{13 + 4 + 3 + 12}{6} r = 2$

$r = 2 \cdot \dfrac{6}{32} = \dfrac{3}{8}$

化　学

解答

6年度

Ⅰ

〔解答〕

問1 d　　問2 e　　問3 ⓐ1 ⓑ3　　問4 e

問5 ⓐ1 ⓑ7 ⓒ5

〔出題者が求めたポイント〕

同素体，水溶液の沸点の高低，溶解度，コロイドの凝析，ジペプチドの窒素の量

〔解答のプロセス〕

問1　同素体は同一元素の単体で性質の異なるもので，(a)は炭素，(b)はリン，(c)は酸素，(e)炭素の同素体であるが，(d)は同じ化合物で三態が異なるもので同素体ではない。

問2　沸点上昇度は溶質粒子の質量モル濃度に比例する。溶質粒子の質量モル濃度は

(a) $CaCl_2 \longrightarrow Ca^{2+} + 2Cl^-$ と電離するから 0.45 mol/kg

(b) $NaCl \longrightarrow Na^+ + Cl^-$ と電離するから 0.50 mol/kg

(c)電離しないから 0.40 mol/kg

(d)電離しないから 0.30 mol/kg

(e) $MgSO_4 \longrightarrow Mg^{2+} + SO_4^{2-}$ と電離するから 0.60 mol/kg

　　よって(e)の溶液の沸点が最も高い。

問3　40℃の硝酸カリウム飽和水溶液82g中の硝酸カリウムは　$82\,g \times \dfrac{64\,g}{(100+64)\,g} = 32\,g$

　　　　水は　$82\,g \times \dfrac{100\,g}{(100+64)\,g} = 50\,g$

25℃の水50gに溶ける硝酸カリウムは

　　$38\,g \times \dfrac{50\,g}{100\,g} = 19\,g$

よって析出する硝酸カリウムは

　　$32\,g - 19\,g = 13\,g$

問4　電気泳動で陰極側に移動するのは正コロイドであるから，その凝析には価数の大きい陰イオンが有効である。設問の物質では -2 価のイオンを含む e の Na_2SO_4 が該当する。

問5　アラニン2分子から成るジペプチドの分子量は

　　$89 \times 2 - 18 = 160$

ジペプチド1分子中の窒素は2原子であるから

　　$\dfrac{14\,g/mol \times 2}{160\,g/mol} \times 100 = 17.5\%$

Ⅱ

〔解答〕

問1 a　　問2 2　　問3 8　　問4 a

問5 ⓐ6 ⓑ8　　問6 ⓐ2 ⓑ3

〔出題者が求めたポイント〕

金属の結晶格子と充填率，原子量

〔解答のプロセス〕

問1　立方体の中心と8つの頂点に原子が位置しているから体心立方格子である。

問2　立方体の頂点の原子は8個の単位格子に共有されているから，1つの立方体あたり1/8個である。

　　よって単位格子に含まれる原子は

　　$\dfrac{1}{8}$ 個 $\times 8$（頂点）$+ 1$ 個（中心）$= 2$ 個

問3　中心の原子は頂点の8個の原子に囲まれているから配位数は8である。

問4　立方体の対角線上で球が接しているからその長さは $4r$ である。また一辺 l の立方体の対角線の長さは $\sqrt{3}\,l$ であるから，$4r = \sqrt{3}\,l$　$r = \dfrac{\sqrt{3}}{4}\,l$

問5　半径 r の球の体積は $\dfrac{4}{3}\pi r^3$ であるから

$$充填率 = \frac{球2個の体積}{立方体の体積} \times 100$$

$$= \frac{\frac{4}{3}\pi r^3 \times 2}{l^3} \times 100$$

$$= \frac{\frac{4}{3}\pi\left(\frac{\sqrt{3}}{4}l\right)^3 \times 2}{l^3} \times 100$$

$$= \frac{\sqrt{3}\pi}{8} \times 100$$

$$= \frac{1.73 \times 3.14}{8} \times 100 = 67.9 \fallingdotseq 68\%$$

問6　この金属の原子2個の質量は 密度×単位格子の体積 で求められるから，原子量を x とすると

$$\frac{x\,[g/mol]}{6.0 \times 10^{23}\,/mol} \times 2 = 0.96\,g/cm^3 \times (4.3 \times 10^{-8}\,cm)^3$$

$$x = \frac{0.96 \times 79.5 \times 10^{-24} \times 6.0 \times 10^{23}}{2}$$

$$= 22.8 \fallingdotseq 23$$

Ⅲ

〔解答〕

問1 ㋐b ㋑a ㋒e ㋓c ㋔d

問2 ①b ②a

問3 Ⓐc Ⓑd Ⓒb Ⓓa

問4 ②　　問5 c　　問6 a

問7 ⓐ3 ⓑ8 ⓒ6 ⓓ2

〔出題者が求めたポイント〕

電池の原理，ダニエル電池

〔解答のプロセス〕

問1, 2, 4　イオン化傾向の大きい（陽イオンになりやすい）方の金属 M_1 が電子を放出し（酸化され⑦），電子はイオン化傾向の小さい方の金属 M_2 の表面で液中の陽イオンと結合する，すなわち陽イオンは還元④される。このとき M_1 を負極⑤，M_2 を正極④といい，電流は電子の流れとは逆に M_2 から M_1 へ流れる。

　　M_1 として Zn ① を $ZnSO_4$ 水溶液に，M_2 として Cu ② を $CuSO_4$ 水溶液に浸した電池をダニエル電池④という。

問3　イオン化傾向の大きい方の Zn が電子を放出し，イオン化傾向の小さい方の Cu の表面で電子が Cu^{2+} に結合する。

$$Zn ⃞A \longrightarrow Zn^{2+} ⃞B + 2e^-$$
$$Cu^{2+} ⃞C + 2e^- \longrightarrow Cu ⃞D$$

問5　$ZnSO_4$ 水溶液では Zn^{2+} が増え，$CuSO_4$ 水溶液では Cu^{2+} が減り，ともに陽イオンと陰イオンのバランスがくずれるので，$SO_4{}^{2-}$ が $CuSO_4$ 水溶液から $ZnSO_4$ 水溶液に移動する。

問6　負極では Zn が Zn^{2+} になるので Zn^{2+} の濃度が小さい方がよく，正極では Cu^{2+} が Cu になるので Cu^{2+} の濃度が大きい方がよい。

問7　$Zn \longrightarrow Zn^{2+} + 2e^-$ と反応するので，Zn 1mol あたり流れる電気量は e^- 2mol 分である。よって

$$9.65 \times 10^4 \text{C/mol} \times \frac{130 \times 10^{-3}\text{g}}{65.0\,\text{g/mol}} \times 2$$
$$= 386 = 3.86 \times 10^2 \text{C}$$

Ⅳ

〔解答〕

問1⑦k　④j　⑤h　④i　④m　⑦l　④f
　　②b　⑤c

問2⑦b　②c

問3 a　　問4 b　　問5 a

〔出題者が求めたポイント〕

芳香族化合物の系統反応

〔解答のプロセス〕

図の反応は次の通り。

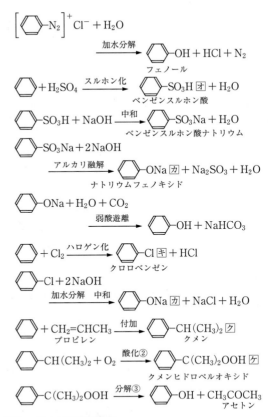

問1〜3　上記説明参照

問4　(a)は硝酸の製法, (b)はフェノールの製法, (c)は硫酸の製法, (d)は炭酸ナトリウムの製法, (e)はアンモニアの製法　である。

問5

$$\left[⃝-N_2 \right]^+ Cl^- ⃞エ + ⃝-O^-Na^+ ⃞カ$$

$$\xrightarrow{\text{ジアゾカップリング}} ⃝-N=N-⃝-OH + NaCl$$

p-ヒドロキシアゾベンゼン

p-ヒドロキシアゾベンゼンは橙赤色のアゾ染料である。

ベンゼン $+ HNO_3 \xrightarrow{\text{ニトロ化}}$ ニトロベンゼン $-NO_2 ⃞ア + H_2O$

$2 ⃝-NO_2 + 3Sn + 14HCl$
$\xrightarrow{\text{還元①}} 2 ⃝-NH_3Cl ⃞イ + 3SnCl_4 + 2H_2O$
アニリン塩酸塩

$⃝-NH_3Cl + NaOH$
$\xrightarrow{\text{弱塩基遊離}} ⃝-NH_2 ⃞ウ + NaCl + H_2O$
アニリン

$⃝-NH_2 + NaNO_2 + 2HCl$
$\xrightarrow{\text{ジアゾ化}} \left[⃝-N_2 \right]^+ Cl^- ⃞エ + NaCl + 2H_2O$
塩化ベンゼンジアゾニウム

令和5年度

問 題 と 解 答

英　語

問題
（60分）

A 日程

5年度

Ⅰ　次の文章を読み、設問に答えなさい。なお、文章の左にある数字は段落の番号を表しています。
（34点）

1　　　In 2014, the Central Japan Railway Company began constructing a new railway for the high-speed Maglev Chuo Shinkansen*, which will eventually run from Tokyo to Osaka. Passengers will not have much chance to enjoy the scenery, as 86 percent of the route is inside tunnels. The goal of the nine trillion-yen project is simple: to get people to their destinations as quickly as possible.

2　　　Technological advances have enabled us to save time not only in transportation but also in many other ways: communication, research, production, household chores, and so on. This could have led to a steady increase in leisure. In fact, it has not: we seem to have become busier than ever.

3　　　In order to squeeze as much as possible into the limited time between waking up and going to bed, we have developed the habit of multi-tasking, for example, eating and listening to music while doing homework (a habit that ends up greatly reducing the value of each activity).

4　　　The trend toward doing things faster and being busier has led to a backlash* in the form of the Slow Movement. This is said to have begun as a response to the opening of a McDonald's fast-food store next to the Spanish Steps in Rome in 1986. Some Italians saw this as a threat to their relaxed culture, and responded by creating a movement called Slow Food, which uses ingredients that are fresh, seasonal, and grown without the use of chemicals. Slow Food is cooked slowly and carefully, using traditional recipes, and enjoyed with friends and relatives, paying no attention to time.

5　　　There is also a Slow Cities Association that began in Italy and has attracted new members from many other countries including Japan. Potential members must (6) have fewer than 50,000 residents, and commit to certain principles, including (7) banning traffic from the town center, restricting noise and neon signs, supporting traditional architecture, and promoting local food and craft products.

6　　　Google's finance manager quit his well-paid job in 2015 in order to travel around the world as a backpacker. Most of us can't afford to do that. But we can (8) still be Slow Travelers when we go on vacation. That means spending more time in fewer places and getting to know the local people and their way of life. The slow traveler visits slow cities, wanders around without a map or an itinerary, (9) and sits in local parks watching people and making new friends.

7　　　If you are feeling stressed out and exhausted, there's a very simple solution: slow down, relax and enjoy your life!

（出典：*What's Going On in the World?*『未来へ続く道』、David Peaty/小林香保里著、成美堂）

（注）　the high-speed Maglev Chuo Shinkansen*　リニア中央新幹線
　　　　backlash*　反感、巻き返し

問1　下線部(1)〜(9)の文章中での意味として最も適切なものを、それぞれの番号の(A)〜(D)の中から一つずつ選びなさい。

(1)　(A)　ride　　　　　(B)　time　　　　　(C)　taste　　　　　(D)　view
(2)　(A)　origins　　　 (B)　stations　　　 (C)　breaks　　　　(D)　roles
(3)　(A)　constant　　　(B)　unstable　　　(C)　unimportant　(D)　significant
(4)　(A)　hope　　　　　(B)　plan　　　　　(C)　resistance　　(D)　tendency
(5)　(A)　reacted　　　　(B)　observed　　　(C)　ignored　　　(D)　asked
(6)　(A)　Past　　　　　(B)　Present　　　　(C)　Possible　　　(D)　Private

(7) (A) helpful　　　(B) fixed　　　(C) old　　　(D) international

(8) (A) try　　　(B) decide　　　(C) manage　　　(D) pretend

(9) (A) sleeps　　　(B) walks　　　(C) flies　　　(D) works

問2　(1)～(4)の質問の答えとして最も適切なものを、それぞれ下の(A)～(D)の中から一つずつ選びなさい。

(1) According to paragraphs 1 and 2, which of the following is true?

(A) The Maglev Chuo Shinkansen will run mostly over mountains.

(B) Technology has not increased our free time, but instead has increased our duties.

(C) The Maglev Chuo Shinkansen is focused on making passengers comfortable.

(D) Technology has made us busier but has also increased our free time.

(2) According to paragraphs 3 and 4, which of the following is true?

(A) The first McDonald's in Italy opened next to the Spanish Steps in 1986.

(B) Italians pay no attention to time when they eat fast food on the Spanish Steps.

(C) Successful people are good at doing many things at the same time.

(D) The negative effects of modern life have made people rethink the way they live.

(3) According to paragraph 5, which of the following is true?

(A) Slow Cities must control the amount of noise.

(B) Slow Cities must ban people from the town center.

(C) Slow Cities must allow any kind of architecture.

(D) Slow Cities must promote Italian food and crafts.

(4) According to paragraphs 6 and 7, which of the following is true?

 (A) People who live without making plans can experience a lot of problems.

 (B) People who are busy enjoy life more.

 (C) People who travel slowly get to know the local way of life.

 (D) People who sit in parks without a map can make friends slowly.

Ⅱ　次の 1 ～12の英文の空所に入る最も適切なものを、それぞれ下の(A)～(D)の中から一つずつ選び
なさい。(24点)

1. _____ working as a doctor, John also writes novels in his spare time.
   (A) Between　　　　(B) Besides　　　　(C) In addition　　　(D) Instead

2. Anthony would believe _____ his wife told him.
   (A) whichever　　　(B) whoever　　　　(C) whatever　　　　(D) however

3. This TV show is becoming popular especially _____ young people.
   (A) among　　　　(B) in　　　　　　　(C) under　　　　　　(D) over

4. Emily couldn't sleep last night because she was too _____ the news.
   (A) exciting about　(B) exciting to　　　(C) excited about　　(D) excited to

5. Don't worry. I will _____ to the new situation somehow.
   (A) adapt　　　　　(B) adopt　　　　　(C) arrange　　　　　(D) alter

6. If James had left ten minutes earlier, he _____ the bus.
   (A) catching　　　　　　　　　　　　　(B) had caught
   (C) caught　　　　　　　　　　　　　　(D) could have caught

7. According to the questionnaire, some students felt satisfied with the classes while
   _____ didn't.
   (A) the other　　　(B) others　　　　　(C) another　　　　　(D) any other

8. We have to get the agency _____ our schedule again.
   (A) check　　　　　(B) checked　　　　(C) to check　　　　　(D) to be checked

9. I think our guests will have arrived at the party _____ 6:00 p.m.
   (A) earlier　　　　(B) until　　　　　(C) at least　　　　　(D) no later than

10. My father _____ to meet an old friend during his stay in Seattle.

    (A) happened   (B) produced   (C) learned   (D) occurred

11. At _____ they were always arguing, but now they are very good friends.

    (A) worst   (B) best   (C) last   (D) first

12. I read the passage many times, but it still didn't make _____ to me.

    (A) sense   (B) clear   (C) meaning   (D) understanding

III　次の1～5の日本語の意味を表すようにそれぞれ下の(A)～(G)の語句を並べかえて空所を補い、最も適切な英文を完成させるとき、（1）～（15）に入る語句の記号を答えなさい。ただし、文頭に置かれる語句もすべて小文字で表記されています。(15点)

1．フランスを旅行する際、これらの場所は絶対に見逃せません。

These are (　　　)（　1　）(　　　)(　　　)（　2　）（　3　）(　　　) France.

(A) in
(B) you
(C) traveling
(D) while
(E) miss
(F) the places
(G) should never

2．その経験から、私はすべての部品を組み立てて完成させる方法がわかった。

The experience (　　　)（　4　）（　5　）(　　　)（　6　）(　　　)(　　　) into a complete unit.

(A) the parts
(B) to assemble
(C) understand
(D) all of
(E) how
(F) me
(G) helped

3．私が気に入らないのは、その偏見に対してだれも反論しなかったことである。

(　　　)（　7　）（　8　）(　　　)（　9　）(　　　)(　　　) the biased view.

(A) against
(B) annoys
(C) me
(D) spoke up
(E) no one
(F) what
(G) is

4．次の学期に留学する予定の学生は全員、この用紙を提出してください。

All students（　10　）（　11　）(　　　)(　　　) next semester (　　　)(　　　)（　12　）this form.

(A) to
(B) hand
(C) abroad
(D) in
(E) should
(F) study
(G) planning

5．そのNPOの援助がなければ、私たちのプロジェクトは実行されなかっただろう。

（　13　）(　　　)(　　　), our project would not (　　　)（　14　）(　　　)（　15　）.

(A) assistance
(B) been
(C) out
(D) the NPO's
(E) have
(F) without
(G) carried

IV 次の1〜5の会話の空所に入る最も適切なものを、それぞれ下の(A)〜(D)の中から一つずつ選びなさい。(15点)

1. Takuya: Tonight should be an enjoyable evening.
   Isabella: Yes, I've been looking forward to seeing this movie.
   Takuya: _____
   Isabella: The earlier one, then we can have dinner afterward.

   (A) Where do you want to eat?

   (B) Would you like to go to the early show or the late show?

   (C) When do you think the movie starts?

   (D) Would you like to have dinner before?

2. Hiroko: I didn't see you around this summer. Where have you been?
   Ethan: I spent pretty much every day down at the beach.
   Hiroko: Me too. _____
   Ethan: It would have been fun to spend some time together.

   (A) I wonder why we didn't run into each other.

   (B) I spent all my money having a good time this summer.

   (C) Have you ever been to the beach in Japan?

   (D) Do you prefer swimming at the beach or at the local pool?

3. Kyoko: Have you been to a shrine yet?
   Tim: Yes. I just saw the *Setsubun* bean-throwing ceremony.
   Kyoko: _____
   Tim: Oh, it was very interesting. Some sumo wrestlers in traditional kimono were throwing beans.

   (A) What did you want it to be?

   (B) How did you like it?

   (C) Did it have anything to do with you?

   (D) What would you like me to say?

4.　　Yuki:　My parents are always quarreling over the silliest little things.

　　　　Ava:　So you keep telling me. What were they fighting about this time?

　　　　Yuki:　My mother insists that my father help with the housework.

　　　　Ava:　_____

(A)　That seems reasonable to me. What's the big deal?

(B)　Robots can't do all the housework yet.

(C)　My sister and I don't get along with our parents either.

(D)　I'm tired of fighting with you. Can we just forget it?

5.　(*On the phone*)

　Interviewer:　I have your application form and I'd like to talk to you about a possible job.

　　Applicant:　I'd be happy to talk to you. _____

　Interviewer:　How about Thursday at 10:30?

　　Applicant:　That will be fine. I can see you then.

(A)　How long will it take?

(B)　Why don't you come to the office?

(C)　When would be convenient for you?

(D)　Would you be interested in working here?

Ⅴ 次の２通のメールを読み、１～４の質問の答えとして最も適切なものを、それぞれ下の(A)～(D)
の中から一つずつ選びなさい。（12点）

To	: Allan Oswald
From	: Lyndsay Desmond
Date	: July 30
Subject	: Hotel reservation and expenses

Dear Allan,

I hope this finds you well. I got some more information regarding the presentation I am giving in Sendai in August this year. I am sending the information as an attachment to this email. Could you please find me a hotel close to the station and the venue? I need two nights from the 26th. Please choose one with many positive reviews. Please contact me as soon as you have made the reservation as I have to submit the travel forms giving the name of the accommodation and an estimate of the cost of the trip to the office soon.

Best regards,

Lyndsay

To　　　　: Lyndsay Desmond

From　　 : Allan Oswald

Date　　 : July 31

Subject　 : Re: Hotel reservation and expenses

Dear Lyndsay,

I found a hotel that has some good reviews close to the venue and an underground station. It's called The Green Leaf Hotel. I made a reservation for two nights, including breakfast, for you from the 26th. You'll have to get lunch and dinner for yourself. There are quite a few restaurants in the area, so you should have no problem finding somewhere good. I have attached a document with the information you've asked for to this email. Good luck with your presentation.

Best wishes,

Allan

（出典：*Advance Your Practical Skills for the TOEIC ® L&R Test*『TOEIC® L&R テストパート別トレーニング』、鈴木淳/高橋哲徳/Simon Cooke/徳永慎也著、松柏社）

1. Why is Lyndsay Desmond going to Sendai in August?

   (A) She is meeting her manager in Sendai.

   (B) She is giving a presentation there.

   (C) She will have to turn in some travel forms there.

   (D) She needs to edit a review about Sendai.

2. What did Lyndsay Desmond ask for regarding a hotel in her email?

   (A) That it has received a high rating.

   (B) That it serves lunch and dinner.

   (C) That it must be inside the venue.

   (D) That it does not cost very much.

3. What did Allan say about the area around The Green Leaf Hotel?

(A) There are few restaurants in the area so Lyndsay should get take-out for dinner.

(B) Lyndsay can find a number of restaurants there.

(C) Lyndsay will not be able to find a nice restaurant.

(D) There is no subway station near the hotel.

4. What kind of information does Allan include in his attachment?

(A) The presentation timetable.

(B) A list of decent restaurants in the area.

(C) The estimated hotel charges.

(D) A detailed map of the area around the hotel.

数　学

問題
(60分)

$\boxed{\text{A 日程}}$

5年度

$\boxed{\text{I}}$　次の問 1 ～問 4 の空欄　$\boxed{\text{(ア)}}$　～　$\boxed{\text{(ホ)}}$　に当てはまる整数を 0 ～ 9 から 1 つ選び，該当する解答欄にマークせよ。ただし分数は既約分数で表し，根号を含む形で解答する場合は，根号の中に現れる自然数が最小となる形で答えること。例えば $4\sqrt{2}$ と答えるところを，$2\sqrt{8}$ のように解答しないこと。(50点)

問1．9人の学生を 3 人ずつ A，B，C の 3 つのグループに分ける方法は全部で

$\boxed{\text{(ア)}}\ \boxed{\text{(イ)}}\ \boxed{\text{(ウ)}}\ \boxed{\text{(エ)}}$ 通りある。また，男子 5 人，女子 4 人からなる 9 人の学生を 3 人ずつ名前のない 3 つのグループに分ける方法は全部で $\boxed{\text{(オ)}}\ \boxed{\text{(カ)}}\ \boxed{\text{(キ)}}$ 通りあり，そのうち，どのグループにも女子が 1 人以上含まれるような分け方は全部で

$\boxed{\text{(ク)}}\ \boxed{\text{(ケ)}}\ \boxed{\text{(コ)}}$ 通りある。

問2．右の図のように，三角形 ABC において $\angle ACB = 30°$ であり，O は三角形 ABC の外心，OB = 2，$\angle BOC = 90°$ である。このとき，

$$BC = \boxed{\text{(サ)}}\sqrt{\boxed{\text{(シ)}}}\ ,$$

$$\angle BAC = \boxed{\text{(ス)}}\ \boxed{\text{(セ)}}\ \boxed{\text{(ソ)}}°\ ,$$

$$AC = \sqrt{\boxed{\text{(タ)}}} - \sqrt{\boxed{\text{(チ)}}}$$

であり，三角形 ABC の面積は $\sqrt{\boxed{\text{(ツ)}}} - \boxed{\text{(テ)}}$ である。

ただし，図は正確とは限らない。

問3．θ の関数

$$y = \sin\frac{\theta}{2} - \sqrt{3}\cos\frac{\theta}{2} \cdots (\ast)$$

について考える。この関数は

$$y = \boxed{(ト)}\sin\left(\frac{\theta}{2} - \frac{\boxed{(ナ)}}{\boxed{(ニ)}}\pi\right)$$

のように変形できる。よって，このグラフは，$y = \boxed{(ト)}\sin\frac{\theta}{2}$ のグラフを θ 軸方向に

$\dfrac{\boxed{(ヌ)}}{\boxed{(ネ)}}\pi$ だけ平行移動したものである。ただし，$0 \leqq \dfrac{\boxed{(ナ)}}{\boxed{(ニ)}}\pi < 2\pi$，

$0 \leqq \dfrac{\boxed{(ヌ)}}{\boxed{(ネ)}}\pi < 2\pi$ とする。また，$0 \leqq \theta < 2\pi$ において，$(\ast)$ の y について $y = \sqrt{2}$

となるのは，$\theta = \dfrac{\boxed{(ノ)}}{\boxed{(ハ)}}\pi$ のときである。

問4．a を実数の定数とする。x の方程式 $\log_2|x-5| + \log_2|x+3| = a$ の異なる実数解の
個数は，$a > \boxed{(ヒ)}$ のとき $\boxed{(フ)}$ 個，$a = \boxed{(ヒ)}$ のとき $\boxed{(ヘ)}$ 個，$a < \boxed{(ヒ)}$ の
とき $\boxed{(ホ)}$ 個である。

Ⅱ　次の問 1～問 3 の空欄　(ア)　～　(ニ)　に当てはまる整数を 0～9 から 1 つ選び，該当する
　解答欄にマークせよ。ただし分数は既約分数で表せ。また，問 2 の空欄　(セ)　と　(ソ)　に当
　てはまるものを【(セ)，(ソ)の選択欄】から 1 つ選び，その番号を解答欄にマークせよ。(50点)

問 1．平面上に三角形 ABC と点 P があり，$2\overrightarrow{AP} - 3\overrightarrow{BP} - 4\overrightarrow{CP} = \vec{0}$ を満たすとき，

$$\overrightarrow{AP} = \frac{\boxed{(ア)}}{\boxed{(イ)}} \overrightarrow{AB} + \frac{\boxed{(ウ)}}{\boxed{(エ)}} \overrightarrow{AC}$$

　が成り立つ。よって，直線 AP と直線 BC の交点を Q とすると，Q は線分 AP を

　$\boxed{(オ)}$: $\boxed{(カ)}$ に内分する。ただし，$\boxed{(オ)}$ と $\boxed{(カ)}$ は互いに素である。したがっ

　て，三角形 PQC の面積は三角形 ABC の面積の $\dfrac{\boxed{(キ)}}{\boxed{(ク)}\,\boxed{(ケ)}}$ 倍である。

問 2．$a_1 = 8$，$a_{n+1} = 2a_n + 2n - 8$（$n = 1$，2，3，$\cdots$）で定められた数列 $\{a_n\}$ につい
　て考える。$b_n = a_n + \boxed{(コ)} n - \boxed{(サ)}$ とおくと，数列 $\{b_n\}$ は
　　　　$b_1 = \boxed{(シ)}$，$b_{n+1} = \boxed{(ス)} b_n$
　を満たす。よって，数列 $\{a_n\}$ について，
$$a_n = \boxed{(ス)}^{\boxed{(セ)}} - \boxed{(コ)} n + \boxed{(サ)}，$$
$$\sum_{k=1}^{n} a_k = \boxed{(ス)}^{\boxed{(ソ)}} - n^2 + \boxed{(タ)} n - \boxed{(チ)}$$
　が成り立つ。

【(セ)，(ソ)の選択欄】

　⓪　$-n + 2$　　①　$-n + 1$　　②　$-n$　　③　$n - 3$　　④　$n - 2$

　⑤　$n - 1$　　⑥　n　　　　⑦　$n + 1$　　⑧　$n + 2$　　⑨　$n + 3$

問 3．a を $a > 0$ を満たす定数として，x の関数 $f(x) = ax^3 - 3ax^2 + 16$ について考える。

　$a = \boxed{(ツ)}$ のとき，$y = f(x)$ のグラフは x 軸に接し，このグラフと x 軸の共有点の座標

　は $\left(-\boxed{(テ)}，0 \right)$ と $\left(\boxed{(ト)}，0 \right)$ であり，$y = f(x)$ のグラフと x 軸で囲まれる部分

　の面積は $\boxed{(ナ)}\,\boxed{(ニ)}$ である。

化 学

問題
（60分）

5年度

A 日程

解答にあたって必要ならば，次の数値を用いよ。

原子量　$H = 1.0$，$C = 12.0$，$N = 14.0$，$O = 16.0$，$Na = 23.0$，$Ca = 40.0$

気体定数　$R = 8.30 \times 10^3 \, Pa \cdot L/(mol \cdot K)$

Ⅰ　次の文を読み，問 1 ～ 7 に答えよ。（26点）

　　ナトリウムの炭酸塩は水によく溶け，炭酸水素塩は水に少し溶ける。また，ナトリウムの炭酸塩や炭酸水素塩に塩酸を加えると，二酸化炭素が発生する。ナトリウムの炭酸塩は加熱しても分解しないが，炭酸水素塩は加熱すると分解して，二酸化炭素を発生する。

　　カルシウムの炭酸塩は水に溶けにくい。カルシウムの炭酸水素塩は固体として存在せず，水溶液中にのみ存在し，カルシウムイオンと炭酸水素イオンに電離している。また，カルシウムの炭酸塩に塩酸を加えるか，加熱すると分解して，二酸化炭素を発生する。

　　いま，ナトリウムとカルシウムの塩の性質を確認するために，以下の実験Ⅰ～Ⅳを行った。なお，すべての反応は完全に進行し，溶解している物質はすべてイオンとして存在するものとする。

実験Ⅰ：0.500 mol/L の Na_2CO_3 水溶液 200 mL に，1.00 mol/L の $CaCl_2$ 水溶液 200 mL を加えてかく拌したところ，白色沈殿が生じた。

実験Ⅱ：実験Ⅰの沈殿を含む水溶液に，1.00 mol/L の塩酸 300 mL を少しずつ加えたところ，二酸化炭素を発生しながら沈殿が溶けた。

実験Ⅲ：実験Ⅱの水溶液から溶存の二酸化炭素を完全に除いた後，2.00 mol/L の NaOH 水溶液 70.0 mL を少しずつ加えて，純水で全量を 1000 mL としたところ，沈殿は認められなかった。

実験Ⅳ：実験Ⅲの水溶液に，二酸化炭素を通じると白色沈殿が生じた。

問 1　二酸化炭素の性質として適するものを a ～ f から選んでマークせよ。

　　a．水に少し溶け，水溶液は強塩基性を示す。

　　b．水に少し溶け，水溶液は弱酸性を示す。

　　c．水に少し溶け，水溶液は中性を示す。

　　d．水によく溶け，水溶液は弱塩基性を示す。

　　e．水によく溶け，水溶液は強酸性を示す。

　　f．水によく溶け，水溶液は中性を示す。

問2　以下の操作のうち，発生する二酸化炭素の物質量が<u>最も少ないもの</u>をa〜eから選んでマークせよ。ただし，いずれの反応も完全に進行するものとする。

　　a．炭酸カルシウム 0.1 mol に十分量の希塩酸を加える。

　　b．炭酸カルシウム 0.1 mol を強熱し，熱分解する。

　　c．炭酸水素ナトリウム 0.1 mol に十分量の希塩酸を加える。

　　d．炭酸水素ナトリウム 0.1 mol を強熱し，熱分解する。

　　e．炭酸ナトリウム 0.1 mol に十分量の希塩酸を加える。

問3　実験Ⅰで生じた白色沈殿の質量を $\boxed{a}\boxed{b}$ g と表すとき，aおよびbに該当する数字をそれぞれマークせよ。

問4　実験Ⅱで発生した二酸化炭素の標準状態における体積を $\boxed{a}.\boxed{b}$ L と表すとき，aおよびbに該当する数字をそれぞれマークせよ。

問5　実験Ⅲにおいて，反応後の水溶液に存在するイオンのうち，<u>最も濃度が高い陽イオンの濃</u>度を $\boxed{a}.\boxed{b} \times 10^{-\boxed{c}}$ mol/L と表すとき，a〜cに該当する数字をそれぞれマークせよ。

問6　実験Ⅲにおいて，反応後の水溶液（25℃）のpHを $\boxed{a}\boxed{b}.\boxed{c}$ と表すとき，a〜cに該当する数字をそれぞれマークせよ。ただし，25℃における水のイオン積を 1.0×10^{-14} $(mol/L)^2$ とし，必要ならば，$\log_{10} 2 = 0.30$，$\log_{10} 3 = 0.48$，$\log_{10} 5 = 0.70$ を用いよ。

問7　実験Ⅳの水溶液中に存在するイオンのうち，<u>最も濃度が高い陰イオン</u>をa〜dから選んでマークせよ。

　　a．Cl^-　　　　　b．CO_3^{2-}　　　　　c．HCO_3^-　　　　　d．OH^-

Ⅱ　次の文を読み，問1〜6に答えよ。(22点)

　水素 H_2 とヨウ素 I_2 の混合気体を加熱すると，その一部が反応してヨウ化水素 HI になる。一方，生成した HI の一部は，分解して H_2 と I_2 になる。このように，どちらの方向にも進む反応を可逆反応といい，上記の反応は式（1）のように表される。

$$H_2 + I_2 \rightleftharpoons 2HI \quad \cdots\cdots (1)$$

　この可逆反応において，HI の生成反応の反応速度を v_1，HI の分解反応の反応速度を v_2 とすると，v_1 および v_2 は，反応速度定数 k_1 および k_2 を用いて，それぞれ式（2）および式（3）のように表すことができる。ただし，H_2, I_2, HI のモル濃度をそれぞれ $[H_2]$, $[I_2]$, $[HI]$ とする。

$$v_1 = k_1[H_2][I_2] \quad \cdots\cdots (2)$$
$$v_2 = k_2[HI]^2 \quad \cdots\cdots (3)$$

　容積一定の密閉容器に H_2 と I_2 の混合気体を入れて高温に保ち，しばらく時間が経過すると，v_1 と v_2 の値が等しくなり，見かけ上，化学反応は停止したようにみえる。このような状態を化学平衡の状態（平衡状態）という。式（1）の可逆反応が平衡状態にあるとき，式（4）のような関係が成り立ち，K をこの可逆反応の平衡定数という。

$$K = \frac{\boxed{ア}}{\boxed{イ}} \text{（一定）} \quad \cdots\cdots (4)$$

問1　下記の文に該当する原理または法則の名称を a〜e から選んでマークせよ。
　　「可逆反応が平衡状態にあるとき，濃度，圧力，温度などの条件を変化させると，その変化による影響を打ち消す方向に平衡が移動し，新しい平衡状態になる。」
　　a．シャルルの法則　　　　b．ファラデーの法則　　　　c．ヘスの法則
　　d．ヘンリーの法則　　　　e．ルシャトリエの原理

問2　式（1）の平衡定数 K に関する記述として正しいものを a～c から<u>すべて選んで</u>マークせよ。

　　a．反応容器内の圧力が変化しても，平衡定数 K は一定である。

　　b．反応容器内の温度が変化しても，平衡定数 K は一定である。

　　c．反応触媒を加えても，平衡定数 K は一定である。

問3　式（1）の反応に触媒として白金を加えた場合，化学反応の活性化エネルギーおよび v_2 はそれぞれどのように変化するか。下表の組合せのうち，正しいものを a～f から選んでマークせよ。

	活性化エネルギー	v_2
a	小さくなる	小さくなる
b	小さくなる	大きくなる
c	小さくなる	変化しない
d	大きくなる	小さくなる
e	大きくなる	大きくなる
f	大きくなる	変化しない

問4　 ア 　および 　イ 　に該当するものを a～h からそれぞれ選んでマークせよ。

　　a．$[H_2]$　　　　　b．$[H_2]^2$　　　　　c．$[H_2][I_2]$　　　　　d．$[H_2]^2[I_2]^2$

　　e．$[I_2]$　　　　　f．$[I_2]^2$　　　　　g．$[HI]$　　　　　h．$[HI]^2$

問5　容積一定の密閉容器に気体の H_2 2.0 mol と気体の I_2 2.0 mol を入れて加熱し，一定温度に保ったところ，反応が平衡状態に達して HI が 3.2 mol 生成した。このときの平衡定数 K の値を a b と表すとき，a および b に該当する数字をそれぞれマークせよ。

問6　平衡状態を反応速度から考えると，平衡定数 K は下式のように表すことができる。 ウ に該当するものを a～d から選んでマークせよ。

　　$K = $ ウ

　　a．$\dfrac{k_1}{k_2}$　　　　　b．$\dfrac{k_2}{k_1}$　　　　　c．$\dfrac{v_1}{v_2}$　　　　　d．$\dfrac{v_2}{v_1}$

Ⅲ　次の文を読み，問 1 ～ 7 に答えよ。(27点)

　　銅の製造に用いる鉱石は，硫化物である黄銅鉱（主成分 $\boxed{ア}$ ）として産出されることが多い。黄銅鉱を石灰石やけい砂とともに高温の炉で加熱して還元すると，式（1）の化学反応によって $\boxed{イ}$ が得られる。$\boxed{イ}$ に酸素を吹き込みながら加熱することで，式（2）のように反応し，硫黄は二酸化硫黄として取り除かれ，純度 99％程度の粗銅が得られる。

$$4\boxed{ア} + 9O_2 \longrightarrow 2\boxed{イ} + 2Fe_2O_3 + 6SO_2 \quad \cdots\cdots (1)$$
$$\boxed{イ} + O_2 \longrightarrow 2Cu + SO_2 \quad \cdots\cdots (2)$$

　　①粗銅板と純銅板を電極に用い，硫酸酸性の硫酸銅（Ⅱ）水溶液を電気分解すると，粗銅板は溶解して純銅板に純度 99.99％以上の純銅が析出する。一方，不純物である他の金属は，②粗銅板からはがれ落ちて下にたまるか，もしくはイオンになって溶け出す。

　　銅の単体は，塩酸や希硫酸とは反応しないが，③硝酸などの酸化力のある酸と反応して溶解し，気体を発生する。

　　④硫酸銅（Ⅱ）五水和物を水に溶かすと，銅（Ⅱ）イオンを含む水溶液になる。この水溶液に少量のアンモニア水を加えると $\boxed{ウ}$ の沈殿が生じるが，さらに過剰のアンモニア水を加えると沈殿は溶けて $\boxed{エ}$ の水溶液となる。

問 1　$\boxed{ア}$ に該当する化学式を a ～ c から選んでマークせよ。

　　a．CuFeS　　　　　　b．CuFeS$_2$　　　　　　c．CuFeS$_3$

問 2　$\boxed{イ}$ に該当する化学式を a ～ d から選んでマークせよ。

　　a．CuS　　　　　b．Cu$_2$S　　　　　c．CuSO$_4$　　　　　d．Cu$_2$SO$_4$

問 3　下線部①について，陽極として用いる銅板として正しいものを a および b から選んでマークせよ。

　　a．純銅板　　　　　b．粗銅板

問 4　下線部②について，粗銅板からはがれ落ちて下にたまる金属を a ～ e から2つ選んでマークせよ。

　　a．Ag　　　　b．Au　　　　c．Fe　　　　d．Ni　　　　e．Zn

問5　下線部③について，銅と希硝酸または濃硝酸を反応させたときの化学反応式をそれぞれ下
　　　式で表すとき，$\boxed{A}$ ～ $\boxed{H}$ に該当する数字をそれぞれマークせよ。

$$3Cu + \boxed{A} HNO_3(希) \longrightarrow \boxed{B} Cu(NO_3)_2 + \boxed{C} H_2O + \boxed{D} NO\uparrow$$

$$Cu + \boxed{E} HNO_3(濃) \longrightarrow \boxed{F} Cu(NO_3)_2 + \boxed{G} H_2O + \boxed{H} NO_2\uparrow$$

問6　$\boxed{ウ}$ および $\boxed{エ}$ に該当する色を a ～ f からそれぞれ選んでマークせよ。

　　　a．褐色　　　　b．黒色　　　　c．深青色　　　　d．青白色　　　　e．白色　　　　f．無色

問7　下線部④について，30℃の水 100 g に溶ける硫酸銅（Ⅱ）五水和物 $CuSO_4 \cdot 5H_2O$（式量 250）
　　　の最大質量を $\boxed{a}\boxed{b}.\boxed{c}$ g と表すとき，a ～ c に該当する数字をそれぞれマークせよ。
　　　ただし，硫酸銅（Ⅱ）$CuSO_4$（式量 160）は，30℃の水 100 g に 25.0 g 溶けるものとする。

IV　次の文を読み，問 1 ～ 5 に答えよ。(25点)

　　アニリン，安息香酸およびニトロベンゼンをジエチルエーテルに溶解させた混合溶液がある。この混合溶液からそれぞれの有機化合物を分離するため，分液ろうとを用い，以下の操作**ア**～**ウ**を行った。

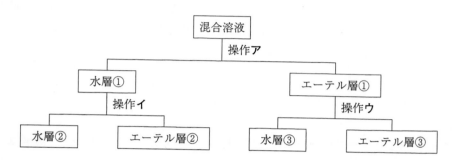

操作**ア**：混合溶液に塩酸を加えてよく振り混ぜた。静置した後，水層①とエーテル層①に分離した。

操作**イ**：水層①に水酸化ナトリウム水溶液を加えて十分に塩基性にした後，ジエチルエーテルを加えてよく振り混ぜた。静置した後，水層②とエーテル層②に分離した。

操作**ウ**：エーテル層①に水酸化ナトリウム水溶液を加えて十分に塩基性にした後，よく振り混ぜた。静置した後，水層③とエーテル層③に分離した。

問1　アニリンおよびニトロベンゼンの構造式を以下のように表すとき，　X　に該当する原子団（官能基）を a ～ h から選んでそれぞれマークせよ。

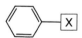

a．－CHO　　　　b．－COOH　　　　c．－N₂Cl　　　　d．－NH₂
e．－NO₂　　　　f．－OH　　　　　　g．－ONa　　　　h．－SO₃H

問2　アニリン，安息香酸およびニトロベンゼンが分離される層を a ～ d から選んでそれぞれマークせよ。

a．水層②　　　　b．水層③　　　　c．エーテル層②　　　d．エーテル層③

問3　アニリンに二クロム酸カリウム水溶液と硫酸を加えて混合すると，染料として利用される化合物 A が得られた。A に該当するものを a〜e から選んでマークせよ。

 a．アニリンブラック   b．アリザリン   c．インディゴ

 d．塩化ベンゼンジアゾニウム e．p-ヒドロキシアゾベンゼン

問4　ニトロベンゼンに濃塩酸とスズを加え，加熱しながらかく拌した。その後，水酸化ナトリウム水溶液を加えて十分に塩基性にすると，化合物 B が得られた。B に該当するものを a〜e から選んでマークせよ。

 a．アニリン   b．塩化ベンゼンジアゾニウム c．クロロベンゼン

 d．p-クロロアニリン e．フェノール

問5　酸素原子を酸素の同位体 ^{18}O に置き換えたエタノール（$C_2H_5{}^{18}OH$）と安息香酸を反応させると，化合物 C が得られた。C の構造式として最も適するものを a〜d から選んでマークせよ。ただし，反応に用いた安息香酸は ^{18}O を含まないものとする。

a.

b.

c.

d.

英　語

解答

5年度

Ⅰ

〔解答〕

問1(1)　D　　(2)　B　　(3)　A　　(4)　D　　(5)　A
　　(6)　C　　(7)　B　　(8)　A　　(9)　B

問2(1)　B　　(2)　D　　(3)　A　　(4)　C

〔出題者が求めたポイント〕

問1(1)　scenery「景色」は、view「眺め」がほぼ同意。

(2)　destinations「目的地」。ここでは鉄道の話なので、stations「駅」が適切。

(3)　a steady increase「着実な増加」なので、constant「絶えず続く」が適切。

(4)　trend「傾向」は、tendency「傾向」がほぼ同意。

(5)　responded「反応した」は、reacted「反応した」がほぼ同意。

(6)　Potential「見込みのある」は、Possible「見込みのある」とほぼ同意。Potential members で「加盟見込みの都市」。

(7)　certain「一定の」は、fixed「一定の」がほぼ同意。

(8)　can't afford to do that「そんなことをする余裕はない」は、can't try to do that「そんなことやろうと思ってもできない」がほぼ同意。

(9)　wanders「歩き回る」は、walks「歩く」がほぼ同意。

問2　選択肢訳

(1)　第1、第2段落によれば、次のうちどれが正しいか。

(A)　リニア中央新幹線は、ほとんど山の上を走ることになる。

(B)　テクノロジーは私たちの自由な時間を増やさず、代わりに私たちの義務を増やした。

(C)　リニア中央新幹線は、乗客が快適に過ごせるようにすることに重点を置いている。

(D)　テクノロジーは私たちをより忙しくさせたが、自由な時間も増加させた。

(2)　第3、4段落によれば、次のうちどれが正しいか。

(A)　イタリアで最初のマクドナルドは、1986年にスペイン階段の隣にオープンした。

(B)　イタリア人は、スペイン階段でファストフードを食べるとき、時間を気にすることはない。

(C)　成功する人は、同時に多くのことをするのが得意である。

(D)　現代生活の弊害は、人々に自分の生き方を見直させた。

(3)　第5段落によれば、次のうちどれが正しいか。

(A)　スローシティは、騒音の量をコントロールしなければならない。

(B)　スローシティは、町の中心部からの出入りを禁止しなければならない。

(C)　スローシティは、どんな建築物でも許可しなけれ

ばならない。

(D)　スローシティは、イタリアの食べ物や工芸品を宣伝しなければならない。

(4)　第6、7段落によれば、次のうちどれが正しいか。

(A)　計画を立てずに生活している人は、多くの問題を経験する可能性がある。

(B)　忙しい人は人生をより楽しむ。

(C)　ゆっくり旅をする人は、その土地の生活様式を知るようになる。

(D)　地図を持たずに公園で座っている人は、ゆっくりと友だちを作ることができる。

〔全訳〕

1．2014年、JR東海は、最終的には東京から大阪まで走る高速鉄道「リニア中央新幹線」のための新しい鉄道の建設に着手した。ルートの86％がトンネル内であるため、乗客が景色を楽しむ機会はあまりない。9兆円のこのプロジェクトの目的は、人々をできるだけ早く目的地まで運ぶというシンプルなものだ。

2．テクノロジーの進歩は、移動だけでなく、コミュニケーション、研究、生産、家事など、さまざまな場面で時間の短縮を可能にした。その結果、余暇はどんどん増えるはずだった。ところが実際にはそうなっていない。私たちはこれまで以上に忙しくなったように思われるのだ。

3．朝起きてから寝るまでの限られた時間の中に、できるだけ多くのことを詰め込むべく、私たちはマルチタスクの習慣を身につけた。それは例えば、宿題をしながら食事したり、音楽を聴いたり、といったことだ。（これは、結局、それぞれの活動の価値を大きく下げてしまうことになる習慣なのだが）。

4．物事をより速く行い、より忙しくするという傾向は、「スロー・ムーブメント」という形の反動をもたらしている。これは、1986年、ローマのスペイン階段の隣にマクドナルドのファストフード店がオープンしたことへの反応として始まったと言われている。一部のイタリア人が、この状況を自分たちのリラックスした文化を脅かすものととらえ、スローフードと呼ばれる運動——新鮮で季節感があり、化学肥料なして育てられた食材を用いる運動——を起こすことで反応したのだった。スローフードは、伝統的なレシピを使ってゆっくり丁寧に調理され、時間を気にせず友人や親族と楽しむものだ。

5．また、イタリアで始まった「スローシティ協会」というものがあり、日本を含む多くの国から新たな加盟都市を集めつつある。加盟見込みの都市は、人口が5万人以下で、町の中心部からの交通の禁止、騒音やネオンサインの制限、伝統建築の支援、地元の食べ物や工芸品の振興など、一定の原則に同意する必要がある。

6．グーグルの財務マネージャーは、バックパッカーと

して世界中を旅するために、2015年に高給取りの仕事を辞めた。私たちのほとんどには、そんなことをする余裕はない。しかし、休暇に行くときにスロートラベラーになることはできる。それは、より多くの時間をより少ない場所で過ごし、現地の人々やその生活様式を知るというものだ。スロートラベラーは、スローシティを訪れ、地図や旅程を持たずに歩き回り、地元の公園に座って人々を観察し、新しい友人を作る。

7．もしあなたがストレスや疲れを感じているのなら、とてもシンプルな解決策がある。それは、スローダウンしてリラックスし、人生を楽しむことだ！

Ⅱ
〔解答〕

1．B 2．C 3．A 4．C
5．A 6．D 7．B 8．C
9．D 10．A 11．D 12．A

〔出題者が求めたポイント〕

1．besides「〜に加えて」。beside は「〜の横に」。
2．whatever「〜するものは何でも」。これは関係代名詞の whatever で、anything that と同意。ちなみに、whichever は、「（2個、3個のうち）〜するどちらでも」という意味で使われ、限られた選択肢の中から選ぶことを意味する。
3．among「（複数の人やモノ）の間で」。2人や2つのモノの間には between を使う。in「（場所）の中で」。
4．be excited about「〜に興奮する」。
5．adapt to「〜に適応する」。adopt「〜を採用する」。arrange「〜を整える」。alter「〜を変える」。
6．If 節が had left の仮定法過去完了形なので、帰結節は could have caught が正解。
7．some「ある人（モノ）」に対して、「その他の人（モノ）」は others となる。ちなみに、some に対して the others となると、「その他の人（モノ）すべて」という意味になる。
8．get + O + to V「O に〜してもらう、〜させる」。
9．no later than「遅くとも〜までには」。
10．happen to V「偶然〜する」。
11．at first「最初は」。この問題文では、now と対応している。
12．make sense to「〜にとって意味をなす」。ちなみに、make sense of は「〜を理解する」。

〔問題文訳〕

1．ジョンは医者として働く傍ら、余暇には小説も書いている。
2．アンソニーは妻の言うことなら何でも信じるだろう。
3．このテレビ番組は、特に若者の間で人気が出ている。
4．エミリーは昨夜、そのニュースに興奮して眠れなかった。
5．心配しないでください。私は何とかして新しい状況に適応します。
6．もしジェームズが10分早く出発していたら、バス

に乗れたかもしれない。

7．アンケートによると、授業に満足した生徒もいたが、そうでない生徒もいた。
8．私たちはもう一度代理店にスケジュールを確認してもらわなければならない。
9．ゲストは遅くとも 18:00 にはパーティに到着していると思う。
10．私の父はシアトル滞在中、偶然にも旧友に会った。
11．最初彼らはいつも口論していたが、今はとても仲がいい。
12．私はその一節を何度も読み返したが、やはり意味がわからなかった。

Ⅲ
〔解答〕

1．(1) B (2) D (3) C
2．(4) F (5) C (6) B
3．(7) B (8) C (9) E
4．(10) G (11) A (12) D
5．(13) F (14) B (15) C

〔出題者が求めたポイント〕

正解の英文

1．These are (the places)(you)(should never)(miss)(while)(traveling)(in) France.
2．The experience (helped)(me)(understand)(how)(to assemble)(all of)(the parts) into a complete unit.
3．(What)(annoys)(me)(is)(no one)(spoke up)(against) the biased view.
4．All students (planning)(to)(study)(abroad) next semester (should)(hand)(in) this form.
5．(Without)(the NPO's)(assistance), our project would not(have)(been)(carried)(out).

Ⅳ
〔解答〕

1．B 2．A 3．B 4．A 5．C

〔出題者が求めたポイント〕

選択肢訳

1．(A) どこで食べたい？
(B) 早い方か遅い方のどちらに行きたい？
(C) 映画はいつ始まると思いますか？
(D) 先に夕食を食べたい？
2．(A) なぜ私たちお互いに遭遇しなかったのかしら？
(B) この夏、楽しい時間を過ごすためにお金を使い果たしたわ。
(C) あなたは日本のビーチに行ったことがありますか？
(D) あなたは、ビーチと近所のプール、どちらで泳ぐのが好きですか？
3．(A) あなたはそれをどのようにしたかったのか？
(B) どうだった？

(C) それはあなたと何か関係がありましたか？

(D) あなたは私に何を言ってほしいのですか？

4．(A) 私には合理的に思えるわね。何が問題なの？

(B) ロボットはまだすべての家事をこなすことはできない。

(C) 私と妹も両親と仲が良くない。

(D) あなたと喧嘩するのはうんざり。もうそれ忘れない？

5．(A) 時間はどのくらいかかりますか？

(B) オフィスに来ませんか？

(C) いつならご都合がよろしいでしょうか？

(D) ここで働くことに興味はありますか？

〔全訳〕

1．タクヤ：　今夜は楽しい夜になりそうですね。

　　イザベラ：そうね、この映画を見るのをずっと楽しみにしてたの。

　　タクヤ：　<u>早い方か遅い方のどちらに行きたい？</u>

　　イザベラ：早いほうね、そしたらそのあとご飯が食べられるわ。

2．ヒロコ：　この夏、あなたを見かけなかったわ。どこに行ってたの？

　　イーサン：ほとんど毎日ビーチで過ごしたよ。

　　ヒロコ：　私もよ。<u>なぜ私たちお互いに遭遇しなかったのかしら？</u>

　　イーサン：一緒に過ごせたら楽しかっただろうにね。

3．今日子：神社に行ったことってある？

　　ティム：うん。節分の豆まきを見てきたところ。

　　今日子：<u>どうだった？</u>

　　ティム：ああ、とてもおもしろかったよ。着物姿のお相撲さんが豆まきしてたよ。

4．ユキ：私の両親は、いつもくだらないことでけんかしてるの。

　　アバ：だから、ずっと私に言ってくるのね。今回はどんなことで喧嘩してたの？

　　ユキ：母は父に、家事を手伝うよう主張しているわ。

　　アバ：<u>私には合理的に思えるわね。何が問題なの？</u>

5．面接官：あなたの応募用紙を受け取りました。予定される仕事についてお話をしたいと思います。

　　応募者：お話ができたら嬉しいです。<u>いつならご都合がよろしいでしょうか？</u>

　　面接官：木曜日の 10:30 はいかがでしょう。

　　応募者：それで結構です。その時間ならお会いできます。

Ⅴ

〔解答〕

1．B　　2．A　　3．B　　4．C

〔出題者が求めたポイント〕

1．「リンゼイ・デズモンドはなぜ8月に仙台に行くのか？」

(A) 彼女は仙台で上司に会う予定だ。

(B) 彼女はそこでプレゼンをする予定だ。

(C) 彼女はそこで旅行書類を提出する必要がある。

(D) 彼女は仙台についてのレビューを編集する必要がある。

2．「リンゼイ・デズモンドは、電子メールでホテルについて何を要求したか？」

(A) それが高評価を得たホテルであること。

(B) それがランチとディナーを提供していること。

(C) それが会場内にあること。

(D) それがあまり費用がかからないこと。

3．「アランは、ザ・グリーンリーフ・ホテルの周辺について何と言ったか？」

(A) この地域にはレストランが少ないので、リンゼイは夕食をテイクアウトしたほうがよい。

(B) リンゼイは、そこでいくつものレストランを見つけることができる。

(C) リンゼイは素敵なレストランを見つけることができないだろう。

(D) ホテルの近くには地下鉄の駅がない。

4．「アランは添付ファイルにどのような情報を含めたか？」

(A) プレゼンのタイムテーブル。

(B) 近くの良いレストランのリスト。

(C) ホテル料金の見積もり。

(D) ホテル周辺の詳細な地図。

〔全訳〕

> To：アラン・オズワルド
> From：リンゼイ・デズモンド
> 日付：7月30日
> 件名：ホテルの予約と費用
>
> アランへ
>
> お元気でお過ごしでしょうか。今年8月に私が仙台で行うプレゼンについてさらに情報を入手しました。このメールに添付して送ります。駅と会場に近いホテルを探していただけませんでしょうか。26日から2泊必要です。好意的なレビューが多いものを選んでください。近々、宿泊施設名と旅行代金の見積もりを記載した旅行書類を事務所に提出しなければならないので、予約が完了したらすぐにご連絡ください。
>
> よろしくお願いします。
>
> リンゼイ

> To：リンゼイ・デズモンド
> From：アラン・オズワルド
> 日付：7月31日

件名：Re：ホテルの予約と経費

リンゼイへ

会場に近く、地下の駅にも近い、評判の良いホテルを見つけました。ザ・グリーンリーフ・ホテルというところです。26 日から 2 泊、朝食付きで予約しました。昼食と夕食はご自身で調達ください。この辺りにはレストランが結構あるので、どこかいいところを見つけるのに苦労はないと思います。このメールに、お尋ねの情報を記載した文書を添付しておきました。プレゼン頑張ってください。

幸運を祈ります。

アラン

数　学

解答　　5年度

5年度

推　薦

I

〔解答〕

問1

ア	イ	ウ	エ	オ	カ	キ	ク	ケ	コ
1	6	8	0	2	8	0	1	8	0

問2

サ	シ	ス	セ	ソ	タ	チ	ツ	テ
2	2	1	3	5	6	2	3	1

問3

ト	ナ	ニ	ヌ	ネ	ノ	ハ
2	1	3	2	3	7	6

問4

ヒ	フ	ヘ	ホ
4	2	3	4

〔出題者が求めたポイント〕

問1　場合の数

A，B，C と 3 人ずつ選ぶ。$_9C_3 \cdot {}_6C_3 \cdot {}_3C_3$

A，B，C と分けると 3! だけ同じものが出るので

$\dfrac{{}_9C_3 \cdot {}_6C_3 \cdot {}_3C_3}{3!} = n$ とする。

男子だけの 1 組が出る場合を考える。男子 3 人を選んで 1 組とし，残り 6 人を 3 人ずつ分ける。

$_5C_3 \cdot \dfrac{{}_6C_3 \cdot {}_3C_3}{2!} = m$ とする。

女子が 1 人以上含まれる分け方は $n - m$

問2　三角比，円

O が外接円の中心なので，OB＝OC で半径。外接円上で BC に関して A と反対側の点を P とすると，

$$\angle BPC = \frac{1}{2}\angle BOC, \quad \angle BAC = 180° - \angle BPC$$

$$\angle ABC = 180° - \angle BAC - \angle BCA$$
$$\sin 15° = \sin(45° - 30°)$$
$$\quad\quad = \sin45° \cos30° - \sin30° \cos45°$$

$$\frac{AC}{\sin\angle ABC} = 2 \times 2$$

△ABC の面積，$\dfrac{1}{2} BC \cdot AC \sin\angle ACB$

問3　三角関数

$y = a\sin\alpha - b\cos\alpha$ で $\sqrt{a^2+b^2} = r$ のとき

$y = r\left\{\dfrac{a}{r}\sin\alpha - \dfrac{b}{r}\cos\alpha\right\}$ で $\cos\beta = \dfrac{a}{r}$，$\sin\beta = \dfrac{b}{r}$

となれば，$y = r(\sin\alpha\cos\beta - \sin\beta\cos\alpha)$ となるので
$y = r\sin(\alpha - \beta)$
$y = r\sin\alpha(\theta - \alpha)$ は $y = r\sin\alpha\theta$ のグラフを θ 軸正方向に α だけ平行移動したものとなる。
最後は $y = \sqrt{2}$ を解く。

問4　指数関数，2 次関数

$x < -3$，$-3 \leqq x < 5$，$5 \leqq x$ に分けて，
$\log_2 f(x) = a$ の形にする。
$$\log_2 f(x) = a \iff f(x) = 2^a$$
$y = f(x)$ と $y = 2^a$ の交点と考えて，$y = f(x)$ のグラフ

を描く。

〔解答のプロセス〕

問1　A，B，C と 3 つのグループに分ける方法
$_9C_3 \cdot {}_6C_3 \cdot {}_3C_3 = 84 \times 20 \times 1 = 1680$
9 人を名前のない 3 つのグループに分ける方法
$$\frac{{}_9C_3 \cdot {}_6C_3 \cdot {}_3C_3}{3!} = \frac{1680}{6} = 280$$
男子だけのグループができる場合
$$_5C_3 \cdot \frac{{}_6C_3 \cdot {}_3C_3}{2!} = 10 \times \frac{20 \times 1}{2} = 100$$
$280 - 100 = 180$

問2　外接円の半径より OC＝OB＝2
$BC = \sqrt{2^2 + 2^2} = 2\sqrt{2}$
外接円上の辺 BC に関して A と反対側の弧上に点 P をとる。

$$\angle BPC = \frac{1}{2} 90° = 45°$$
$$\angle BAC = 180° - 45° = 135°$$
$$\angle ABC = 180° - 135° - 30° = 15°$$
$$\sin15° = \sin(45° - 30°)$$
$$\quad = \sin45° \cos30° - \sin30° \cos45°$$
$$\quad = \frac{\sqrt{2}}{2} \cdot \frac{\sqrt{3}}{2} - \frac{1}{2}\frac{\sqrt{2}}{2} = \frac{\sqrt{6}-\sqrt{2}}{4}$$

$$\frac{AC}{\sin15°} = 2 \times 2 \quad より \quad AC = 4\sin15°$$

従って，$AC = 4\dfrac{\sqrt{6}-\sqrt{2}}{4} = \sqrt{6} - \sqrt{2}$

△ABC の面積
$$\frac{1}{2} 2\sqrt{2}(\sqrt{6}-\sqrt{2})\frac{1}{2} = \sqrt{3} - 1$$

問3　$\sqrt{1^2 + (-\sqrt{3})^2} = \sqrt{4} = 2$

$$y = 2\left(\frac{1}{2}\sin\frac{\theta}{2} - \frac{\sqrt{3}}{2}\cos\frac{\theta}{2}\right)$$

$\dfrac{1}{2} = \cos\dfrac{\pi}{3}$，$\dfrac{\sqrt{3}}{2} = \sin\dfrac{\pi}{3}$　より

$$y = 2\left(\sin\frac{\theta}{2}\cos\frac{\pi}{3} - \sin\frac{\pi}{3}\cos\frac{\theta}{2}\right)$$
$$= 2\sin\left(\frac{\theta}{2} - \frac{1}{3}\pi\right) = 2\sin\left\{\frac{1}{2}\left(\theta - \frac{2}{3}\pi\right)\right\}$$

このグラフは，

$y = 2\sin\dfrac{\theta}{2}$ のグラフを θ 軸方向に $\dfrac{2}{3}\pi$ だけ平行移動したものである。

$2\sin\left(\dfrac{\theta}{2} - \dfrac{1}{3}\pi\right) = \sqrt{2}$　より　$\sin\left(\dfrac{\theta}{2} - \dfrac{1}{3}\pi\right) = \dfrac{1}{\sqrt{2}}$

$\dfrac{\theta}{2} - \dfrac{1}{3}\pi = \dfrac{1}{4}\pi$　より　$\theta = \dfrac{7}{6}\pi$

$\dfrac{\theta}{2} - \dfrac{1}{3}\pi = \dfrac{3}{4}\pi$　より　$\theta = \dfrac{13}{6}\pi$（$> 2\pi$ 不適）

問 4　$x<-3$ のとき

$a=\log_2(-x+5)+\log_2(-x-3)$

$\quad=\log_2(x^2-2x-15)$

$2^a=x^2-2x-15=(x-1)^2-16$

$-3\leqq x<5$ のとき

$a=\log_2(-x+5)+\log_2(x+3)$

$\quad=\log_2(-x^2+2x+15)$

$2^a=-x^2+2x+15=-(x-1)^2+16$

$5\leqq x$ のとき

$a=\log_2(x-5)+\log_2(x+3)$

$\quad=\log_2(x^2-2x-15)$

$2^a=x^2-2x-15$

$\quad=(x-1)^2-16$

$2^a=16=2^4$　より　$a=4$

$y=2^a$ と $y=f(x)$ との

共有点の数なので,

$a>4$ のとき, 2

$a=4$ のとき, 3

$a<4$ のとき, 4

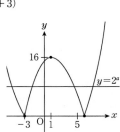

Ⅱ
〔解答〕

問1

ア	イ	ウ	エ	オ	カ	キ	ク	ケ
3	5	4	4	5	5	2	6	3	5

問2

コ	サ	シ	ス	セ	ソ	タ	チ
2	6	4	2	⑦	⑧	5	4

問3

ツ	テ	ト	ナ	ニ
4	1	2	2	7

〔出題者が求めたポイント〕

問1　平面ベクトル

$\overrightarrow{BP}=\overrightarrow{AP}-\overrightarrow{AB}$, $\overrightarrow{CP}=\overrightarrow{AP}-\overrightarrow{AC}$ を代入する。

$\overrightarrow{AQ}=k\overrightarrow{AP}$ とし $\overrightarrow{AQ}=s\overrightarrow{AB}+t\overrightarrow{AC}$ の形にする(s, t は k の式)。線分 BC 上より $s+t=1$。

これより k を求める。

$\triangle PQC:\triangle AQC=PQ:AQ$

$\triangle AQC:\triangle ABC=QC:BC$

問2　数列

$b_n=a_n+kn-l$ とし $a_n=b_n-kn+l$ を漸化式に代入し, $b_{n+1}=mb_n$ となるようにする。k, l を求める。

b_1 を求めて b_n を n の式で求め a_n の式に代入する。

$\displaystyle\sum_{i=1}^{n}2^{i-1}=\frac{2^n-1}{2-1}=2^n-1$, $\displaystyle\sum_{i=1}^{n}i=\frac{(n+1)n}{2}$

問3　微分積分

$f'(x)$ を求め増減表をつくる。極大値か極小値かが 0 になるときが x 軸と接する。これより, a の値を求める。

$f(x)=0$ の解 t_1, t_2 を求める。$y=f(x)$ と x 軸との交点が出るので, 積分で面積を求める。

$\displaystyle\int_{t_1}^{t_2}|f(x)|dx(t_1<x<t_2$ で $f(x)$ の正負を判断)

〔解答のプロセス〕

問1　$2\overrightarrow{AP}-3(\overrightarrow{AP}-\overrightarrow{AB})-4(\overrightarrow{AP}-\overrightarrow{AC})=0$

$-5\overrightarrow{AP}+3\overrightarrow{AB}+4\overrightarrow{AC}=0$

従って, $\overrightarrow{AP}=\dfrac{3}{5}\overrightarrow{AB}+\dfrac{4}{5}\overrightarrow{AC}$

AQ : AP $=k:1$ とする。

$\overrightarrow{AQ}=k\overrightarrow{AP}=\dfrac{3}{5}k\overrightarrow{AB}+\dfrac{4}{5}k\overrightarrow{AC}$

Q が線分 BC 上なので, $\dfrac{3}{5}k+\dfrac{4}{5}k=1$

$\dfrac{7}{5}k=1$　より　$k=\dfrac{5}{7}$

AQ : QP $=$ AQ : AP$-$AQ

$=\dfrac{5}{7}:1-\dfrac{5}{7}=5:2$

また, $\overrightarrow{AQ}=\dfrac{3}{7}\overrightarrow{AB}+\dfrac{4}{7}\overrightarrow{AC}$　より

BQ : QC $=4:3$

$\triangle PQC$, $\triangle AQC$, $\triangle ABC$ の面積を S_1, S_2, S_3 とすると

$S_1=\dfrac{QP}{AQ}S_2=\dfrac{2}{5}S_2$, $S_2=\dfrac{QC}{BC}S_3=\dfrac{3}{7}S_3$

従って, $S_1=\dfrac{2}{5}\dfrac{3}{7}S_3=\dfrac{6}{35}S_3$

問2　$b_n=a_n+kn-l$ とする。

$a_n=b_n-kn+l$　より

$b_{n+1}-k(n+1)+l=2(b_n-kn+l)+2n-8$

$b_{n+1}=2b_n+(-k+2)n+l+k-8$

$-k+2=0$, $l+k-8=0$　より

$k=2$, $l=6$, $b_n=a_n+2n-6$

$b_1=8+2-6=4$, $b_{n+1}=2b_n$

$b_n=4\cdot2^{n-1}=2^{n+1}$

$a_n=2^{n+1}-2n+6$

$\displaystyle\sum_{k=1}^{n}a_n=\sum_{k=1}^{n}(2^{k+1}-2k+6)$

$\displaystyle=4\sum_{k=1}^{n}2^{k-1}-2\sum_{k=1}^{n}k+6\sum_{k=1}^{n}1$

$\displaystyle=4\frac{2^n-1}{2-1}-2\frac{(n+1)n}{2}+6n$

$=2^{n+2}-n^2+5n-4$

問3　$f'(x)=3ax^2-6ax=3ax(x-2)$

x		0		2	
$f'(x)$	$+$	0	$-$	0	$+$
$f(x)$	↗		↘		↗

$f(0)=16$ で 0 にはならない。

$f(2)=8a-12a+16=-4a+16$

$-4a+16=0$　より　$a=4$

従って, $f(x)=4x^3-12x^2+16$

$4x^3-12x^2+16=0$

$4(x+1)(x-2)^2=0$　よって, $x=-1$, 2

x 軸との共有点は, $(-1, 0)$, $(2, 0)$

$-1<x<2$ では, $f(x)>0$

$$\int_{-1}^{2} (4x^3 - 12x^2 + 16)dx = \left[x^4 - 4x^3 + 16x \right]_{-1}^{2}$$
$$= (16 - 32 + 32) - (1 + 4 - 16) = 27$$

化 学

解答 5年度

Ⅰ

〔解答〕

問1 b 問2 d 問3 ⓐ1 ⓑ0
問4 ⓐ2 ⓑ2 問5 ⓐ3 ⓑ4 ⓒ1
問6 ⓐ1 ⓑ2 ⓒ6 問7 a

〔出題者が求めたポイント〕

カルシウムとナトリウムの炭酸塩

〔解答のプロセス〕

問1 二酸化炭素の水に対する溶解度は小さく（水の体積と同程度），水溶液中で電離して弱酸性を示す。

$$CO_2 + H_2O \rightleftharpoons HCO_3^- + H^+$$

問2 (a) $CaCO_3 + 2HCl \longrightarrow CaCl_2 + H_2O + CO_2$
0.1 mol の $CaCO_3$ から生じる CO_2 は 0.1 mol。
(b) $CaCO_3 \longrightarrow CaO + CO_2$
0.1 mol の $CaCO_3$ から生じる CO_2 は 0.1 mol。
(c) $NaHCO_3 + HCl \longrightarrow NaCl + H_2O + CO_2$
0.1 mol の $NaHCO_3$ から生じる CO_2 は 0.1 mol。
(d) $2NaHCO_3 \longrightarrow Na_2CO_3 + H_2O + CO_2$
0.1 mol の $NaHCO_3$ から生じる CO_2 は 0.05 mol。
(e) $Na_2CO_3 + 2HCl \longrightarrow 2NaCl + H_2O + CO_2$
0.1 mol の Na_2CO_3 から生じる CO_2 は 0.1 mol。

問3 Na_2CO_3 は，0.500 mol/L × 0.200 L = 0.100 mol
$CaCl_2$ は，1.00 mol/L × 0.200 L = 0.200 mol
$Na_2CO_3 + CaCl_2 \longrightarrow CaCO_3 + 2NaCl$
Na_2CO_3 0.100 mol は $CaCl_2$ 0.100 mol と反応して
$CaCO_3$（式量 100.0）0.100 mol が生じるから
100.0 g/mol × 0.100 mol = 10.0 g
よって ⓐ = 1, ⓑ = 0

問4 $CaCO_3 + 2HCl \longrightarrow CaCl_2 + H_2O + CO_2$
加えた HCl は 0.300 mol であるから $CaCO_3$ はすべて反応し，CO_2 は 0.100 mol 生じる。
22.4 L/mol × 0.100 mol = 2.24 ≒ 2.2 L
よって ⓐ = 2, ⓑ = 2

問5 実験Ⅰ後の水溶液には $CaCl_2$ 0.100 mol と NaCl 0.200 mol が含まれている。
実験Ⅱで $CaCl_2$ 0.100 mol が生じ，HCl 0.100 mol が残るから，実験Ⅱ後の水溶液には $CaCl_2$ 0.200 mol，NaCl 0.200 mol，HCl 0.100 mol が含まれている。
実験Ⅲでは NaOH 0.140 mol を加えるから
$HCl + NaOH \longrightarrow NaCl + H_2O$
の反応で NaCl 0.100 mol が生じ，NaOH が 0.040 mol 余る。
よって溶液 1 L に $CaCl_2$ 0.200 mol，NaCl 0.300 mol，NaOH 0.040 mol が含まれることになり，イオンの濃度は Ca^{2+}：0.200 mol/L，Na^+：0.340 mol/L，Cl^-：0.700 mol/L，OH^-：0.0400 mol/L である。これより濃度最大の陽イオンは Na^+ である。
よって ⓐ = 3, ⓑ = 4, ⓒ = 1

問6 $[OH^-] = 0.040$ mol/L
$$[H^+] = \frac{K_w}{[OH^-]} = \frac{1.0 \times 10^{-14} \text{mol}^2/\text{L}^2}{4.0 \times 10^{-2} \text{mol/L}}$$
$$= \frac{10^{-12}}{4} \text{ mol/L}$$
$$pH = -\log_{10} \frac{10^{-12}}{2^2} = 12 + 2\log_{10} 2$$
$$= 12.60 ≒ 12.6$$
よって ⓐ = 1, ⓑ = 2, ⓒ = 6

問7 Ca^{2+} 0.200 mol/L と OH^- 0.04 mol/L は $Ca(OH)_2$ 0.02 mol/L として CO_2 と反応し $CaCO_3$ となる。よって陰イオンは 0.700 mol/L の Cl^- のみとなる。

Ⅱ

〔解答〕

問1 e 問2 a, c 問3 b
問4 ㋐ h ㋑ c
問5 ⓐ6 ⓑ4 問6 a

〔出題者が求めたポイント〕

平衡定数

〔解答のプロセス〕

問2 平衡定数は温度により変るが，濃度，圧力，触媒によっては変化しない。

問3 触媒は活性化エネルギーを小さくするので反応を速くする。可逆反応では正反応も逆反応も反応速度は大きくなる。

問4 平衡定数は，平衡状態における $\dfrac{\text{生成物の濃度積}}{\text{反応物の濃度積}}$ で与えられるから，$H_2 + I_2 \rightleftharpoons HI$ では $\dfrac{[HI]^2}{[H_2][I_2]}$ で表される。

問5 HI が 3.2 mol 生成したとき，H_2 も I_2 も 1.6 mol 反応して 2.0 − 1.6 = 0.4 mol になっている。
容器の容積を V 〔L〕とすると，各物質のモル濃度は
$$[H_2] = [I_2] = \frac{0.4}{V} \text{〔mol/L〕}$$
$$[HI] = \frac{3.2}{V} \text{〔mol/L〕}$$
$$\text{平衡定数} K = \frac{[HI]^2}{[H_2][I_2]} = \frac{\left(\dfrac{3.2}{V} \text{ mol/L}\right)^2}{\dfrac{0.4}{V} \text{ mol/L} \times \dfrac{0.4}{V} \text{ mol/L}}$$
$$= 64$$
よって ⓐ = 6, ⓑ = 4

この場合，分子・分母で消去されるので K には単位はつかない。

問6 平衡状態では $v_1 = v_2$ であるから
$$k_1[H_2][I_2] = k_2[HI]^2$$

$$平衡定数 K=\frac{[\mathrm{HI}]^2}{[\mathrm{H_2}][\mathrm{I_2}]}=\frac{k_1}{k_2}$$

Ⅲ
〔解答〕

問1 b　　問2 b　　問3 b　　問4 a, b

問5 Ⓐ 8　Ⓑ 3　Ⓒ 4　Ⓓ 2
　　Ⓔ 4　Ⓕ 1　Ⓖ 2　Ⓗ 2

問6 ⓓ d　ⓔ c

問7 ⓐ 4　ⓑ 5　ⓒ 5

〔出題者が求めたポイント〕

銅の製錬と反応

〔解答のプロセス〕

問1, 2　(2)式の両辺の原子数から，ᴵ は Cu_2S
　　これを(1)式に代入すると
　　$4\boxed{ア}+9O_2 \longrightarrow 2Cu_2S+2Fe_2O_3+6SO_2$
　　これより両辺の原子数から，$\boxed{ア}=CuFeS_2$ となる。
　　なお S は S^{2-} なので Cu と Fe の電荷から(a)と(c)は
　　不適であるとわかる。

問3　陽極で銅が溶け陰極で析出するので，不純な銅を
　　陽極，純銅を陰極にする。

問4　銅よりイオン化傾向の大きい鉄，ニッケル，亜鉛
　　は溶けて水溶液になり，銅よりイオン化傾向の小さい
　　銀と金は溶けず，陽極泥として陽極の下にたまる。

問5　化学反応式で原子の種類と数は両辺で同じなので
(i)希硝酸との反応では
　Cu 原子について　$3=\boxed{B}$　　　…①
　H 原子について　$\boxed{A}=2\boxed{C}$　　　…②
　N 原子について　$\boxed{A}=2\boxed{B}+\boxed{D}$　　　…③
　O 原子について　$3\boxed{A}=6\boxed{B}+\boxed{C}+\boxed{D}$　　　…④
　①，②，③より　$2\boxed{C}=6+\boxed{D}$　　　…⑤
　①，③，④より　$2\boxed{D}=\boxed{C}$　　　…⑥
　⑤，⑥より　$\boxed{D}=2, \boxed{C}=4$　　　…⑦
　②，⑦より　$\boxed{A}=8,$

(ii)濃硝酸の反応では
　Cu 原子について　$1=\boxed{F}$　　　…①
　H 原子について　$\boxed{E}=2\boxed{G}$　　　…②
　N 原子について　$\boxed{E}=2\boxed{F}+\boxed{H}$　　　…③
　O 原子について　$3\boxed{E}=6\boxed{F}+\boxed{G}+2\boxed{H}$　　　…④
　①，②，③より　$2\boxed{G}=2+\boxed{H}$　　　…⑤
　①，③，④より　$\boxed{H}=\boxed{G}$　　　…⑥
　⑤，⑥，②より　$\boxed{G}=2, \boxed{H}=2, \boxed{E}=4$

[別解]
(i)希硝酸の酸化作用
　　$HNO_3+3H^++3e^- \longrightarrow 2H_2O+NO$　　…①
銅の還元作用
　　$Cu \longrightarrow Cu^{2+}+2e^-$　　…②
　①×2＋②×3　より
　　$3Cu+2HNO_3+6H^+$
　　　　　$\longrightarrow 3Cu^{2+}+4H_2O+2NO$
両辺に $6NO_3^-$ を加えて整理すると
　　$3Cu+8HNO_3 \longrightarrow 3Cu(NO_3)_2+4H_2O+2NO$

(ii)濃硝酸の酸化作用
　　$HNO_3+H^++e^- \longrightarrow H_2O+NO_2$　　…①
銅の還元作用
　　$Cu \longrightarrow Cu^{2+}+2e^-$　　…②
　①×2＋②　より
　　$Cu+2HNO_3+2H^+$
　　　　　$\longrightarrow Cu^{2+}+2H_2O+2NO_2$
両辺に $2NO_3^-$ を加えて整理すると
　　$Cu+4HNO_3 \longrightarrow Cu(NO_3)_2+2H_2O+2NO_2$

問6　$Cu^{2+}+2OH^- \longrightarrow Cu(OH)_2(ウ, 青白色)$
　　　　　　　　　　水酸化銅(Ⅱ)
　　$Cu(OH)_2+4NH_3$
　　　　　$\longrightarrow [Cu(NH_3)_4]^{2+}(エ, 深青色)+2OH^-$
　　　　　　　　テトラアンミン銅(Ⅱ)イオン

問7　五水和物 x〔g〕中の無水物は $\frac{160}{250}x$〔g〕であるか
　　ら，生じた飽和水溶液について，溶解度より

$$\frac{溶質の質量}{水溶液の質量}=\frac{\frac{160}{250}x〔g〕}{(100+x)g}=\frac{25.0g}{(100+25.0)g}$$

$$\frac{16}{5}x=100+x$$

$$x=45.45 \fallingdotseq 45.5〔g〕$$

Ⅳ
〔解答〕

問1 アニリン：d，ニトロベンゼン：e

問2 アニリン：c，安息香酸：b，ニトロベンゼン：d

問3 a　　問4 a　　問5 c

〔出題者が求めたポイント〕

芳香化合物の分離と性質

〔解答のプロセス〕

問1　アニリンは ⬡-NH_2，ニトロベンゼンは ⬡-NO_2，
　　安息香酸は ⬡-$COOH$ である。

問2　操作ア　塩酸と振ると塩基であるアニリンが塩と
　　なって溶け水層①に移る。

　　⬡-NH_2＋$HCl \longrightarrow$ ⬡-NH_3Cl
　　　　　　　　　　　　　　　アニリン塩酸塩

　　操作イ　アニリンは弱塩基なので，その塩を強塩基の
　　水酸化ナトリウムと振るとアニリンが遊離する。遊離
　　したアニリンはエーテル層②に分離される。

　　⬡-NH_3Cl＋$NaOH$
　　　　　$\longrightarrow$ ⬡-NH_2＋$NaCl$＋H_2O

　　操作ウ　エーテル層①には操作アで反応しなかった安
　　息香酸とニトロベンゼンが含まれている。エーテル層
　　①を水酸化ナトリウム水溶液と振ると酸である安息香
　　酸が塩となって水層③に移る。

　　⬡-$COOH$＋$NaOH \longrightarrow$ ⬡-$COONa$＋H_2O
　　　　　　　　　　　　　　安息香酸ナトリウム

　　ニトロベンゼンは中性物質なので水酸化ナトリウム
　と反応せずエーテル層③に残る。
問 3　アニリンを二クロム酸カリウムで酸化すると，黒
　色染料の A アニリンブラックが得られる。
問 4　ニトロベンゼンに濃塩酸とスズを作用すると，ニ
　トロベンゼンが還元させてアニリン塩酸塩となる。

$$2\bigcirc-NO_2 + 3Sn + 14HCl$$

$$\xrightarrow{還元} 2\bigcirc-NH_3Cl + 3SnCl_4 + 4H_2O$$

　　これに水酸化ナトリウムを加えると，B アニリン
　が遊離する。

$$\bigcirc-NH_3Cl + NaOH$$

$$\xrightarrow{弱塩基遊離} \bigcirc-NH_2 \text{(B)} + NaCl + H_2O$$

問 5　酸とアルコールからエステルを生じるとき，酸の
　OH とアルコールの H から H_2O が生じる。

$$R-COOH + HO-R' \longrightarrow R-COO-R' + H_2O$$

$$\bigcirc-COOH + H^{18}O-C_2H_5$$

$$\longrightarrow \bigcirc-CO-^{18}O-C_2H_5 \text{(C)} + H_2O$$

　よって(c)が該当する。

令和4年度

問 題 と 解 答

英 語

問題
（60分）

A 日程

4年度

Ⅰ 次の英文を読み、設問に答えなさい。（34点）

1　　What do you think is mankind's most important invention? Is it the computer, the telephone, or the wheel? Many people say that it is the printing press, a machine that (1)allows us to reproduce unlimited copies of books and documents.

2　　Before the printing press, books were copied by hand. Ancient Roman book publishers sometimes sold as many as 5,000 copies of a book that had been copied by slaves. But copying a book was such a time-consuming and expensive activity that often only a few copies of each book were made. As a result, only a small (2)fraction of the population had access to books and learned to read.

3　　While the printing press was invented in 1450 by Johannes Gutenberg, a goldsmith* from Germany, printing had already been around for quite some time. Around 5,000 years ago in ancient Mesopotamia, carved stones serving as seals or stamps were used to make impressions in clay. Later in China, text was carved onto the surfaces of wooden blocks, which were then coated in ink, and then pressed onto paper or cloth. Instead of using a page-sized block of carved wood, however, Gutenberg's printing press used small, metal blocks, each with just a single letter. To print a page, all the printer had to do was (3)assemble the necessary letters and start the machine. Whereas wooden blocks would quickly become damaged, the metal letter blocks were durable, and if one was found to have a flaw, it could easily be replaced without affecting the entire page. What Gutenberg achieved with his printing press was the ability to mass-produce books quickly, cheaply, and efficiently.

4　　After 1450, thousands of copies of a popular book or newspaper could be printed rapidly and inexpensively. Books and newspapers with ideas and images from all over the world became widely available to the public. The impact of Gutenberg's machine is sometimes compared to the impact of the Internet, as it has allowed millions of people to gain access to new and exciting knowledge. As knowledge fuels human intelligence, mankind's astounding technological and scientific progress over the last 500 years owes no small debt to Gutenberg's remarkable printing press.

(Source: *Success with Reading [Book 2]*, Seibido, 2020)

（注）　goldsmith*　金細工師

問1　下線部(1)〜(9)の文中での意味として最も適切なものを、(A)〜(D)の中から一つ選びなさい。

(1)　(A)　permits　　　(B)　compels　　　(C)　reminds　　　(D)　requests

(2)　(A)　chapter　　　(B)　majority　　　(C)　part　　　(D)　gender

(3)　(A)　avoid　　　(B)　gather　　　(C)　recognize　　　(D)　maintain

(4)　(A)　double　　　(B)　color　　　(C)　merit　　　(D)　fault

(5)　(A)　secured　　　　　　　　(B)　provided
　　　(C)　perceived　　　　　　(D)　accomplished

(6)　(A)　with ease　　　　　　(B)　at low cost
　　　(C)　in no time　　　　　(D)　by day's end

(7)　(A)　disaster　　　(B)　effect　　　(C)　motive　　　(D)　quantity

(8)　(A)　lowers　　　(B)　determines　　　(C)　stimulates　　　(D)　forces

(9)　(A)　improvement　　(B)　demonstration　　(C)　failure　　　(D)　security

問 2 (1)〜(4)の質問の答えとして最も適切なものを、(A)〜(D)の中から一つ選びなさい。

(1) According to paragraphs 1 and 2, which of the following is true?

(A) There were no books before the creation of the printing press.

(B) Lack of reading material resulted in few people who could read.

(C) Books used to be hand-copied by students in Rome.

(D) Millions of books from the period before the printing press can be found today.

(2) According to paragraph 3, which of the following is true?

(A) The Gutenberg's printing press produced perfect documents every time.

(B) Johannes Gutenberg was the first person to develop printing.

(C) Gutenberg's printing press involved making small pieces that have letters.

(D) Gutenberg used wood and animal bone to make letters for his printing press.

(3) According to paragraph 4, which of the following is true?

(A) Despite the printing press, it was difficult to get information from other countries.

(B) The first machine-printed books and papers cost a lot of money.

(C) Gutenberg's printing press was considered to be the first computer.

(D) The rapid spread of reading partly caused human technological development.

(4) Which of the following is the most appropriate title for the article?

(A) The Revolutionary Gutenberg Printing Press

(B) The History of Printing around the World

(C) The Life of Johannes Gutenberg

(D) How to Develop Your Own Printing Business

Ⅱ　次の各文の空所に入る最も適切なものを、(A)〜(D)の中から一つ選びなさい。(24点)

1. _____ John said yesterday is probably true.
   (A) When
   (B) What
   (C) Which
   (D) Where

2. Unless there is a traffic jam, we'll get there _____ eight o'clock.
   (A) by
   (B) until
   (C) on
   (D) in

3. You must devote your time _____ if you really want to succeed in life.
   (A) studying
   (B) from studying
   (C) to studying
   (D) for studying

4. We didn't swim in the river because our teacher had told us _____.
   (A) doing it
   (B) do it
   (C) to not
   (D) not to

5. 'Sustainability' is a word _____ which we are very familiar.
   (A) in
   (B) with
   (C) of
   (D) for

6. You may need your passport when the police _____ you to show your ID.
   (A) ask
   (B) asked
   (C) will be asking
   (D) would ask

7. The movie was so _____ that I couldn't stay awake.
   (A) bore
   (B) bored
   (C) boring
   (D) boredom

8. Runners have to pay a small fee to _____ the marathon.
   (A) come up with
   (B) get rid of
   (C) give in to
   (D) take part in

9. Sarah came all the way to Japan _____ of her limited Japanese ability.
   (A) out
   (B) in spite
   (C) instead
   (D) in case

10. The passage _____ to students in the reading class was too hard.
    (A) giving
    (B) given
    (C) which gave
    (D) that given

11. My father ＿＿＿＿＿＿＿＿ at the auto shop some time ago.

    (A) had his car repaired   (B) got repaired his car

    (C) made his car repaired   (D) was repaired his car

12. I'm just looking for something to open the envelope ＿＿＿＿＿＿＿＿.

    (A) by   (B) off   (C) out   (D) with

Ⅲ　次の日本文の意味を表すように下記の語句を並べかえて英文を完成させるとき、（ 1 ）〜
（ 18 ）に入る語句の記号を答えなさい。ただし、文頭に置かれる語句もすべて小文字で表記さ
れています。(18点)

1．驚いたことに、彼はクラスで英語を話すのがもっとも上手だ。

（　　　）（ 1 ）（ 2 ）, he is （　　　）（　　　）（ 3 ）（　　　） our class.

(A)　English　　　　　(B)　to　　　　　　(C)　speaker　　　　(D)　my

(E)　surprise　　　　 (F)　the best　　　 (G)　in

2．まさにその理由で、私はそのレストランにはもう行かないのです。

That （　　　）（ 4 ）（ 5 ）（　　　）（ 6 ）（　　　）（　　　） the restaurant
anymore.

(A)　I　　　　　　　 (B)　why　　　　　　(C)　go　　　　　　 (D)　is exactly

(E)　to　　　　　　　(F)　don't　　　　　 (G)　the reason

3．由緒ある家柄の出身なので、メアリーは正式な式典に招待されることに慣れている。

（　　　）（ 7 ） a family with a glorious history, Mary （　　　）（ 8 ）（ 9 ）
（　　　）（　　　） formal ceremonies.

(A)　into　　　　　　(B)　is　　　　　　　(C)　being　　　　　(D)　born

(E)　to　　　　　　　(F)　used to　　　　 (G)　invited

4．小さなミスが、会社にとっては何百万ドルもの損失につながることもある。

A （　　　）（　　　）（　　　）（ 10 ）（　　　）（ 11 ）（ 12 ）.

(A)　cost　　　　　　(B)　dollars　　　　 (C)　of

(D)　small mistake　 (E)　the company　　(F)　millions　　　　(G)　could

5．新製品のリストをEメールでお送りいただけましたらありがたく存じます。

I （　　　）（　　　）（ 13 ）（　　　）（ 14 ）（ 15 ）（　　　） the list of your new
products.

(A)　email　　　　　 (B)　it　　　　　　　(C)　would　　　　　(D)　if you

(E)　appreciate　　　(F)　me　　　　　　 (G)　could

6．ご両親の考えがどうであろうとも、あなたはやりたいことをやるべきだ。

（ 16 ）（ 17 ）（　　　）（　　　）, you should do （　　　）（ 18 ）（　　　）.

(A)　you want   (B)　think   (C)　what

(D)　your parents   (E)　may   (F)　to do   (G)　whatever

Ⅳ 次の会話の空所に入る最も適切なものを、(A)～(D)の中から一つ選びなさい。(12点)

1. Samantha: Hi, I'm looking for the new wristwatch advertised here in the magazine.

   Store clerk: ＿＿＿＿＿＿＿＿＿＿＿＿＿

   Samantha: Are you serious? I'm so disappointed.

   Store clerk: It's been selling really well.

   (A) Sure, it is on the shelf over there.

   (B) We're sorry, but that watch has not been released yet.

   (C) I'm afraid we are out of stock.

   (D) Yes, it comes in three colors.

2. Megan: My dad was taken to the hospital last night.

   Shota: Really? Is he all right?

   Megan: He's fine. ＿＿＿＿＿＿＿＿＿＿＿＿＿

   Shota: He didn't?

   Megan: No, he'd just eaten too much.

   (A) He walked back home on his own.

   (B) The doctor gave him excellent treatment.

   (C) We had to stay up all night, though.

   (D) We really thought he had a heart attack.

3.　Takuya:　Can I bother you for a second?

　　Isabella:　Sure. What can I do for you?

　　Takuya:　_____

　　Isabella:　Have you looked on the shelf up there? We just bought some last week.

　　　(A)　The photocopier has run out of paper.

　　　(B)　My mom's birthday was yesterday.

　　　(C)　I think I put in too much salt.

　　　(D)　I can't remember where I parked my bicycle.

4.　Yuki:　Hi, James. What are you up to these days?

　　James:　Not much, but I've been working on my cooking skills.

　　Yuki:　_____

　　James:　Absolutely. Come over to my place tonight if you'd like.

　　　(A)　You are joking, aren't you?

　　　(B)　Do you need somebody to do the tasting?

　　　(C)　Would you like to go out for dinner with me?

　　　(D)　What kind of dishes do you cook?

Ⅴ 次の資料を読み、設問に答えなさい。(12点)

問1 次のウェブサイトをもとに、(1)と(2)の質問の答えとして最も適切なものを、(A)〜(D)の中から一つ選びなさい。

https://www.bloomingtonps.com/

Bloomington Public Schools

Computer Science Education

We are preparing students to thrive in a rapidly changing world. While it is hard to predict the jobs of tomorrow, we know critical thinking, creativity, and problem-solving skills are in demand for the 21st century workplace. Our curriculum has been carefully designed to meet parents' requests and provides these skills in subjects throughout their school experience.

You will be happy to learn that we are also expanding the Computer Science Instruction available to students. Our high schools offer Computer Science, and a developing computer science pathway that begins in elementary school and will continue through middle school and high school.

(Source: *Quick Exercises for the TOEIC ® L&R Test 500 Reading,* Shohakusha, 2021)

(1) Who is this website intended for?

(A) Business people.

(B) Elementary school children.

(C) The parents of school children.

(D) University students.

(2) What is true about Bloomington Public Schools?

(A) Students can easily see what jobs will be in demand in the future.

(B) They have carefully designed the curriculum to fulfill parents' demands.

(C) They regard creativity as an unnecessary skill for future occupations.

(D) They urge students to change their jobs as frequently as possible.

問2　次のテキストメッセージを読み、(1)と(2)の質問の答えとして最も適切なものを、(A)〜(D)の中から一つ選びなさい。

Sarah Higgins
13:57
Thomas, I'm now at the station. It has just begun to rain, so I'm going to take a taxi.

Thomas Addison
14:00
That's a good idea. I think you can arrive in good time for the sales meeting scheduled for 14:30 if you do.

Sarah Higgins
14:05
Unfortunately, I'm now stuck in traffic. I'll probably be late for the meeting.

Thomas Addison
14:10
OK, Sarah. I'll tell the boss. By the way, the meeting place has been changed to the meeting room on the third floor because of the installation of a new carpet. Just letting you know.

Sarah Higgins
14:12
Thanks, Thomas. Maybe, it will be possible for me to get to the office in another 15 minutes or so. It seems the congestion has eased a little.

(Source: *Develop Grammatical Competence for the TOEIC ® L&R Test*, Shohakusha, 2020)

(1) At 14:05, what does Sarah Higgins indicate?

(A) It is raining so hard that she has to return to the station.

(B) She has to exit the taxi she is riding in due to the traffic jam.

(C) She is getting soaking wet because of the rain.

(D) The traffic is so heavy that the taxi isn't moving swiftly.

(2) At 14:10, what does Thomas Addison write?

(A) He states that a certain adjustment has been made to the meeting plan.

(B) He complains that the boss is furious about Sarah's late arrival to the office.

(C) He insists that the meeting take place on the 13th floor.

(D) He suggests that she should order a new carpet as soon as possible.

数 学

問題
(60分)
A 日程

4年度

$\boxed{\text{I}}$　次の問 1〜問 5 の空欄 $\boxed{(ア)}$ 〜 $\boxed{(ノ)}$ に当てはまる整数を 0〜9 から 1 つ選び，該当する解答欄にマークせよ。ただし，分数は既約分数で表し，問 2 では $\boxed{(エ)}$ 〜 $\boxed{(キ)}$ に当てはまるものを 1〜4 から 1 つ選べ。(80点)

問 1．ある駅では，上りの電車は 15 分ごとに，下りの電車は 18 分ごとに発車する。午前 7 時に上りと下りの電車が駅から同時に発車した。次に上りと下りの電車が同時に発車する時刻は午前 $\boxed{(ア)}$ 時 $\boxed{(イ)}$ $\boxed{(ウ)}$ 分である。

問 2．$\sin 1$，$\sin 2$，$\sin 3$，$\sin 4$ を小さい順に並べると

$\sin \boxed{(エ)} < \sin \boxed{(オ)} < \sin \boxed{(カ)} < \sin \boxed{(キ)}$ である。ただし，1，2，3，4 は弧度法で表した角である。

問 3．A 市ではウイルス X の感染者数が前日の感染者数と比べて 8 % 増加している。この比率で毎日増加するとした場合，n 日後の感染者数は現在の $\left(\boxed{(ク)} . \boxed{(ケ)} \boxed{(コ)} \right)^n$ 倍になる。したがって，感染者数が現在の 3 倍を超えるのは $\boxed{(サ)} \boxed{(シ)}$ 日後である。ただし，$\log_{10} 2 = 0.3010$，$\log_{10} 3 = 0.4771$ とする。

問4．箱の中に1から9までの番号を1つずつ書いた9枚のカードがある。この箱の中から同時に3枚のカードを無作為に取り出すとき，3枚のカードに書かれた番号の最小値を m，最大値を M とする。

(1) $m = 3$ かつ $M = 8$ となる確率は $\dfrac{\boxed{(ス)}}{\boxed{(セ)}\ \boxed{(ソ)}}$ である。

(2) $m \geqq 4$ または $M \leqq 7$ となる確率は $\dfrac{\boxed{(タ)}\ \boxed{(チ)}}{\boxed{(ツ)}\ \boxed{(テ)}}$ である。

問5．x の関数 $f(x) = \displaystyle\int_0^x (t-1)(t-2)(t-3)\,dt$ は $x = \boxed{(ト)}$ で極大，

$x = \boxed{(ナ)}$, $\boxed{(ニ)}$ $\left(\boxed{(ナ)} < \boxed{(ニ)}\right)$ で極小となる。また，$0 \leqq x \leqq 2$ における

$f(x)$ の最大値は $\boxed{(ヌ)}$ ，最小値は $-\dfrac{\boxed{(ネ)}}{\boxed{(ノ)}}$ である。

$\boxed{\text{II}}$　次の問１～問３の空欄　$\boxed{\text{(ア)}}$　～　$\boxed{\text{(チ)}}$　に当てはまる整数を０～９から１つ選び，該当する
解答欄にマークせよ。ただし，分数は既約分数で表せ。（20点）

　　点Oを原点とする座標空間内に，３点A（2，1，1），B（0，3，1），C（2，-1，-1）
がある。３点A，B，Cを通る平面をαとし，原点Oからαに下ろした垂線の足をHとする。
Hの座標を以下の手順にしたがって求めよ。

問１．Hは平面α上の点であるから，
$$\overrightarrow{AH} = s\overrightarrow{AB} + t\overrightarrow{AC}$$

となる実数s，tが存在する。このとき，ベクトル$\overrightarrow{OH}$の成分をs，tで表すと
$$\overrightarrow{OH} = \left(\boxed{\text{(ア)}} - \boxed{\text{(イ)}}\, s,\ \boxed{\text{(ウ)}} + \boxed{\text{(エ)}}\, s - \boxed{\text{(オ)}}\, t,\ \boxed{\text{(カ)}} - \boxed{\text{(キ)}}\, t \right)$$
である。

問２．$\overrightarrow{OH}$が$\overrightarrow{AB}$，$\overrightarrow{AC}$の両方と垂直であるから，$s = \dfrac{\boxed{\text{(ク)}}}{\boxed{\text{(ケ)}}}$，$t = \dfrac{\boxed{\text{(コ)}}}{\boxed{\text{(サ)}}}$となる。

問３．Hの座標は$\left(\dfrac{\boxed{\text{(シ)}}}{\boxed{\text{(ス)}}},\ \dfrac{\boxed{\text{(セ)}}}{\boxed{\text{(ソ)}}},\ -\dfrac{\boxed{\text{(タ)}}}{\boxed{\text{(チ)}}} \right)$である。

化 学

問題
（60分）

A 日程

4年度

解答にあたって必要ならば，次の数値を用いよ。

原子量　H = 1.0, C = 12.0, N = 14.0, O = 16.0, Na = 23.0, Mg = 24.0, Cl = 35.5,
　　　　Cu = 63.5, Zn = 65.0

気体定数　$R = 8.30 \times 10^3$ Pa・L/(K・mol)

$\boxed{\text{I}}$　次の文を読み，問1～6に答えよ。（25点）

　非金属元素の原子どうしが結びついて分子をつくるときは，それぞれの原子が価電子を出してそれらを互いに共有し，同周期の貴ガス原子と同じ電子配置になることが多い。このように，原子間で価電子を共有してできた結合を $\boxed{\text{A}}$ 結合という。このとき，原子間で共有された電子対を共有電子対，原子どうしが結合する前から対になっており原子間で共有されない電子対を非共有電子対という。
①

　一方，結合する原子の片方から非共有電子対が提供され，それを両方の原子が互いに共有してできる結合を $\boxed{\text{B}}$ 結合という。水中の水素イオン H^+ は水分子 H_2O と $\boxed{\text{B}}$ 結合してオキソニ
②
ウムイオンに，アンモニア水溶液中の水素イオン H^+ はアンモニア分子 NH_3 と $\boxed{\text{B}}$ 結合してアンモニウムイオンになる。

　水やアンモニアでは，電気陰性度が大きい原子が分子内の電子を強く引き寄せて負に帯電し，
③
水素原子 H が正に帯電することで，隣接した分子間に強い引力がはたらく。この引力により生じる結合を $\boxed{\text{C}}$ 結合という。水は，分子間に $\boxed{\text{C}}$ 結合がはたらき，固体の水（氷）では隙間
④
の大きい立体構造をとる。氷を温めて融解させると，$\boxed{\text{C}}$ 結合の一部が切れ，立体構造が壊れるため，体積は減り，密度が増加する。

問1　$\boxed{\text{A}}$ ～ $\boxed{\text{C}}$ に該当する語句を a～e からそれぞれ選んでマークせよ。
　　a．イオン　　　b．共有　　　　c．金属　　　　d．水素　　　　e．配位

問2　下線部①について，水分子（H_2O）を構成する酸素原子（O）およびアンモニア分子（NH_3）を構成する窒素原子（N）における共有電子対の数と非共有電子対の数に該当する数字をそれぞれマークせよ。

問3　下線部②について，オキソニウムイオンおよびアンモニウムイオンの電子式に該当するものをa〜pからそれぞれ選んでマークせよ。

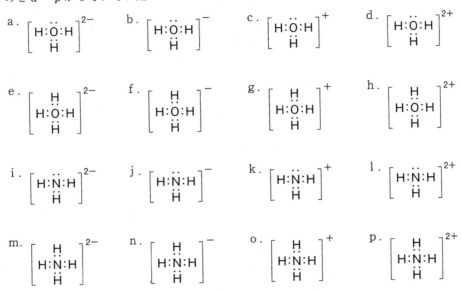

問4　下線部②について，オキソニウムイオンおよびアンモニウムイオンと同様の形を示す分子をa〜fからそれぞれ選んでマークせよ。

　　a．アンモニア　　　　b．塩化水素　　　　c．窒素
　　d．二酸化炭素　　　　e．水　　　　　　　f．メタン

問5　下線部③について，酸素原子（O），炭素原子（C），窒素原子（N），フッ素原子（F）を電気陰性度が大きい順に並べると，$\boxed{ア} > \boxed{イ} > \boxed{ウ} > \boxed{エ}$ と表される。ア〜エに該当する原子をa〜dからそれぞれ選んでマークせよ。

　　a．酸素原子（O）　　　b．炭素原子（C）　　　c．窒素原子（N）　　　d．フッ素原子（F）

問6　下線部④について，0℃で1.00 kgの氷をすべて融解させて生じる4℃の水の体積を $\boxed{a} . \boxed{b} \boxed{c}$ Lと表すとき，a〜cに該当する数字をそれぞれマークせよ。ただし，0℃における氷の密度は0.917 g/cm³，4℃における水の密度は1.000 g/cm³とする。

Ⅱ　次の文を読み，問 1 〜 7 に答えよ。（29点）

　　銅の単体は，赤味を帯びた金属光沢をもつ展性・延性の大きな金属で，電気や熱の伝導性は $\boxed{1}$ に次いで大きいため，電線や調理器具などに広く利用されている。また，さまざまな合金の材料として使われており，例えば，スズとの合金は青銅，$\boxed{2}$ との合金は黄銅，$\boxed{3}$ との合金は白銅という。

　　銅は，水素より $\boxed{4}$ が小さいため塩酸や希硫酸とは反応しないが，酸化力の強い希硝酸や_①濃硝酸，熱濃硫酸とは反応して溶け，銅（Ⅱ）イオン Cu^{2+} となる。また，Cu^{2+} に少量のアンモニア水を加えると，$\boxed{ア}$ 色の沈殿が生じる。この沈殿は，アンモニア水をさらに加えると溶解_②して $\boxed{イ}$ 色の水溶液となる。また，この沈殿を加熱すると $\boxed{ウ}$ 色に変化する。

　　銅板を浸した硫酸銅（Ⅱ）水溶液と亜鉛板を浸した硫酸亜鉛水溶液を素焼き板で仕切り，両金属板を導線で結ぶと電流が流れる。この電池はダニエル電池とよばれ，銅よりも $\boxed{5}$ が大きい亜鉛が $\boxed{6}$ されて溶液中に溶け出す。このとき，電子は導線を通って銅板に移動し，電流を生じる。銅は亜鉛に比べて $\boxed{5}$ が小さいので，溶液中の Cu^{2+} は銅板に達した電子を受け取り，$\boxed{7}$ されて銅板上に析出する。

問1　$\boxed{1}$ 〜 $\boxed{7}$ に該当する語句を a 〜 l からそれぞれ選んでマークせよ。ただし，必要ならば繰り返し選んでよい。

　　a．亜鉛　　　　　　　b．アルミニウム　　　c．イオン化傾向　　　d．還元
　　e．銀　　　　　　　　f．クロム　　　　　　g．酸化　　　　　　　h．鉄
　　i．電気陰性度　　　　j．鉛　　　　　　　　k．ニッケル　　　　　l．白金

問2　下線部①に示す銅と希硝酸または濃硝酸の反応を以下のように表すとき，a 〜 g に該当する数字をそれぞれマークせよ。

　　$\boxed{a}$ Cu ＋ $\boxed{b}$ HNO₃(希) ⟶ $\boxed{c}$ Cu(NO₃)₂ ＋ $\boxed{d}$ H₂O ＋ 2 NO

　　Cu ＋ $\boxed{e}$ HNO₃(濃) ⟶ $\boxed{f}$ Cu(NO₃)₂ ＋ $\boxed{g}$ H₂O ＋ 2 NO₂

問3　一酸化窒素および二酸化窒素の捕集方法として最も適するものを a 〜 c からそれぞれ選んでマークせよ。

　　a．下方置換　　　　　b．上方置換　　　　　c．水上置換

問 4　単体の銅 127 mg を濃硝酸と完全に反応させたときに発生する二酸化窒素の体積を標準状態で $\boxed{a}$. $\boxed{b}$ $\boxed{c}$ ×10⁻$\boxed{d}$ L と表すとき，a〜d に該当する数字をそれぞれマークせよ。ただし，Cu の原子量は 63.5 として計算すること。

問 5　$\boxed{ア}$ 〜 $\boxed{ウ}$ に該当する色を a〜j からそれぞれ選んでマークせよ。

　　　a．黄褐　　　　b．黄緑　　　　c．黄　　　　d．黒　　　　e．深青
　　　f．青白　　　　g．赤褐　　　　h．淡緑　　　　i．橙赤　　　　j．緑白

問 6　下線部②の水溶液中に含まれる錯イオンの形として最も適切なものを a〜c から選んでマークせよ。

　　　a．直線形　　　　　　b．正四面体形　　　　　　c．正方形

問 7　あるダニエル電池をしばらく使用したところ，負極の質量が 97.5 mg 減少した。このとき流れた電気量を $\boxed{a}$. $\boxed{b}$ ×10$\boxed{c}$ C，正極の質量の増加量を $\boxed{d}$ $\boxed{e}$ mg と表すとき，a〜e に該当する数字をそれぞれマークせよ。ただし，ファラデー定数は，9.65×10^4 C/mol とする。なお，Cu および Zn の原子量は，それぞれ 63.5 および 65.0 として計算すること。

III　次の文を読み，問1～5に答えよ。(24点)

　塩分（塩化ナトリウム）を含む食品中の塩分量を調べるために以下の実験を行った。

操作1：塩化ナトリウム 1.17 g をとり，①蒸留水に溶かし正確に 1000 mL にした。②その 10 mL を正確にコニカルビーカーにとり，これに指示薬として少量のクロム酸カリウム水溶液を加え，③硝酸銀水溶液で滴定した。硝酸銀水溶液を加えていくと ☐1 色の沈殿を生じ，さらに硝酸銀水溶液を加えて，☐2 色の沈殿が生じたところを滴定の終点とした。このとき，硝酸銀水溶液は 10.0 mL 要した。

操作2：④食品が溶けた水溶液（沈殿物はないものとする）を正確に 50 mL とり，全量を 500 mL とした。その 100 mL を正確にコニカルビーカーにとり，これに指示薬として少量のクロム酸カリウム水溶液を加え，操作1で濃度を測定した硝酸銀水溶液で滴定した。☐2 色の沈殿が生じたところを滴定の終点とした。このとき，硝酸銀水溶液は 3.30 mL 要した。

問1　下線部①～③の操作で使用する実験器具として最も適するものを a～f からそれぞれ選んでマークせよ。

　　a．駒込ピペット　　　　b．三角フラスコ　　　　c．ビュレット
　　d．ホールピペット　　　e．メスシリンダー　　　f．メスフラスコ

問2　この実験原理の反応式を下式で表すとき，a～f に該当する数字をそれぞれマークせよ。

$NaCl + \boxed{a} AgNO_3 \longrightarrow \boxed{b} AgCl + \boxed{c} NaNO_3$

$K_2CrO_4 + \boxed{d} AgNO_3 \longrightarrow \boxed{e} Ag_2CrO_4 + \boxed{f} KNO_3$

問3　☐1 および ☐2 に該当する色として最も適するものを a～e からそれぞれ選んでマークせよ。

　　a．暗赤　　　　b．暗青　　　　c．黄　　　　d．白　　　　e．緑

問4　操作1の硝酸銀水溶液の濃度を $\boxed{a}.\boxed{b}\boxed{c} \times 10^{-\boxed{d}}$ mol/L と表すとき，a～d に該当する数字をそれぞれマークせよ。

問5　下線部④の水溶液 1.00 L 中の塩分量を $\boxed{a}.\boxed{b}\boxed{c}$ g と表すとき，a～c に該当する数字をそれぞれマークせよ。ただし，食品中で $AgNO_3$ と反応するものは NaCl のみとする。

Ⅳ 次の文を読み，問 1 ～ 6 に答えよ。(22点)

　希薄溶液の浸透圧は，溶液のモル濃度と絶対温度に比例する。以下に示す〔Ⅰ〕～〔Ⅲ〕の水溶液の浸透圧を 27℃ で測定した。

〔Ⅰ〕　不揮発性の非電解質 X 5.1 g を水に溶解し 1.0 L にしたところ，この水溶液の浸透圧は 4.2 × 10⁴ Pa であった。

〔Ⅱ〕　一定質量の塩化マグネシウムを水に溶解し 1.0 L にしたところ，この水溶液の浸透圧は 7.5 × 10³ Pa であった。

〔Ⅲ〕　〔Ⅰ〕の水溶液と〔Ⅱ〕の水溶液をある比率で混合し 1.0 L にしたところ，この混合溶液の浸透圧は 1.1 × 10⁴ Pa であった。

問 1　下線部に関する法則の名称を a ～ f から選んでマークせよ。

　　　a．アボガドロの法則　　　　b．ドルトンの分圧の法則　　　c．ファラデーの法則

　　　d．ファントホッフの法則　　e．ヘンリーの法則　　　　　　f．ボイル・シャルルの法則

問 2　浸透圧に関する記述のうち，正しいものを a ～ d から選んでマークせよ。

　　　a．圧力とは，単位面積あたりにはたらくエネルギーである。

　　　b．浸透圧の単位に用いられる 1 Pa は 1 atm に等しい。

　　　c．浸透圧は，溶液中のすべての溶質粒子のモル濃度に比例する。

　　　d．浸透圧は，溶質の種類には無関係である。

問 3　〔Ⅰ〕の水溶液のモル濃度を ア mol/L と表すとき， ア に最も適する数値を a ～ e から選んでマークせよ。

　　　a．1.7×10^{-2}　　　　b．2.6×10^{-2}　　　　c．3.4×10^{-2}

　　　d．4.3×10^{-2}　　　　e．5.1×10^{-2}

問 4　不揮発性の非電解質 X の分子量に最も適する数値を a ～ e から選んでマークせよ。

　　　a．1.5×10^{2}　　　　b．2.3×10^{2}　　　　c．3.0×10^{2}

　　　d．3.8×10^{2}　　　　e．4.5×10^{2}

問5　〔Ⅱ〕の水溶液 1.0 L 中に含まれる塩化マグネシウムの質量を $\boxed{イ}$ g と表すとき，$\boxed{イ}$ に最も適する数値を a ～ e から選んでマークせよ。ただし，塩化マグネシウムは水溶液中で完全に電離するものとする。

a．3.2×10^{-2} 　　　　b．4.7×10^{-2} 　　　　c．6.3×10^{-2}

d．7.9×10^{-2} 　　　　e．9.5×10^{-2}

問6　〔Ⅲ〕の水溶液 1.0 L 中に含まれる非電解質 **X** とイオンを合わせた溶質粒子の物質量を $\boxed{ウ}$ mol と表すとき，$\boxed{ウ}$ に最も適する数値を a ～ e から選んでマークせよ。ただし，塩化マグネシウムは水溶液中で完全に電離するものとし，また，非電解質 **X** と塩化マグネシウムは混合により反応しないものとする。

a．2.2×10^{-3} 　　　　b．4.4×10^{-3} 　　　　c．6.6×10^{-3}

d．8.8×10^{-3} 　　　　e．9.8×10^{-3}

英　語

解答　4年度

I

〔解答〕

問1(1)　A　(2)　C　(3)　B　(4)　D　(5)　D
　　(6)　B　(7)　B　(8)　C　(9)　A
問2(1)　B　(2)　C　(3)　D　(4)　A

〔出題者が求めたポイント〕

問1(1)　<u>allows</u>「許可する」。permits「許可する」。
　　compels「強いる」。reminds「思い出させる」。
　　requests「依頼する」。
　(2)　<u>fraction</u>「ほんの一部」。chapter「章」。
　　majority「大多数」。part「一部」。gender「性」。
　(3)　<u>assemble</u>「集める」。avoid「避ける」。
　　gather「寄せ集める」。recognize「認識する」。
　　maintain「維持する」。
　(4)　<u>flaw</u>「欠陥」。double「2倍」。color「色」。
　　merit「長所」。fault「欠点」。
　(5)　<u>achieved</u>「達成した」。secured「確保した」。
　　provided「提供した」。perceived「知覚した」。
　　accomplished「達成した」。
　(6)　<u>inexpensively</u>「安い費用で」。
　　with ease「簡単に」。at low cost「安い費用で」。
　　in no time「瞬く間に」。
　　by day's end「その日の終わりまでに」。
　(7)　<u>impact</u>「影響」。disaster「災害」。effect「影響」。
　　motive「動機」。quantity「量」。
　(8)　<u>fuels</u>「刺激する」。lowers「下げる」。
　　determines「決心する」。stimulates「刺激する」。
　　forces「強要する」。
　(9)　<u>progress</u>「進歩」。improvement「改善」。
　　demonstration「実演」。failure「失敗」。
　　security「安全」。

問2　選択肢訳

(1)　「第1、第2段落によれば、次のうち正しいもの
　　はどれか」
　(A)　印刷機ができる以前に本はなかった。
　(B)　読み物が不足していたため、文字を読める人は
　　ほとんどいなかった。
　(C)　かつてローマでは本は学生によって手で複製さ
　　れていた。
　(D)　印刷機以前の時代の本が何百万冊も見つかって
　　いる。
(2)　「第3段落によると、次のうち正しいものはどれ
　　か」
　(A)　グーテンベルクの印刷機は、毎回完璧な文書を
　　作成した。
　(B)　ヨハネス・グーテンベルクは、印刷を開発した
　　最初の人物である。
　(C)　グーテンベルクの印刷機は、文字のある小片を

作ることを必要とした。
　(D)　グーテンベルクは、自分の印刷機に使う文字を
　　作るために木と動物の骨を使った。
(3)　「第4段落によると、次のうち正しいものはどれ
　　か」
　(A)　印刷機があったにもかかわらず、他の国から情
　　報を得ることは困難であった。
　(B)　最初の機械印刷された本や論文は、多大な金が
　　かかった。
　(C)　グーテンベルクの印刷機は、最初のコンピュー
　　ターと考えられた。
　(D)　読書の急速な普及は、人類の技術的発展を引き
　　起こす一因となった。
(4)　「記事のタイトルとして最も適切なものはどれか」
　(A)　革命的なグーテンベルク印刷機
　(B)　世界の印刷の歴史
　(C)　ヨハネス・グーテンベルクの生涯
　(D)　印刷ビジネスを展開する方法

〔全訳〕

　あなたは、人類で最も重要な発明は何だと思うか。コンピューターだろうか、電話だろうか、それとも車輪だろうか。多くの人が言うには、それは印刷機、すなわち本や文書を無限に複製できる機械だ。

　印刷機以前、本は手で複製されていた。古代ローマの出版社は、奴隷が複製した本をときに5,000部も販売した。しかし、本の複製は時間と費用がかかるため、1冊の本につき数部しか作られないことが多かった。その結果、本を手にすることができ、文字を読めるようになったのはごく一部の人だった。

　印刷機は1450年、ドイツの金細工師ヨハネス・グーテンベルクによって発明されたが、印刷はすでにかなり以前から行われていた。約5,000年前の古代メソポタミアでは、印章やスタンプの役割を果たす彫った石で粘土に印影を付けていた。その後、中国では木版の表面に文字が彫られ、それに墨を塗って紙や布に押し付けていた。しかし、グーテンベルクの印刷機は、1ページ分の木彫りのブロックではなく、個々がたった1文字分の小さな金属製のブロック（活字）を使用した。1ページを印刷するのに、印刷をする人は、必要な文字を集めて機械を起動するだけでよかった。木製の版木はすぐに傷んでしまうが、金属製の活字は丈夫で、万一ひとつに欠陥があることが分かっても、ページ全体に影響を与えることなく簡単に交換することができた。グーテンベルクが印刷機で達成したのは、本を早く、安く、効率的に大量生産することだったのだ。

　1450年以降、人気の本や新聞は、何千部でも迅速かつ安価に印刷することができるようになった。世界中のアイデアやイメージを集めた本や新聞を、広く一般大衆が入手できるようになったのだ。グーテンベルクの機械が与えた影響は、ときに、何百万人もの人々が新しく刺

激的な知識にアクセスできるようになったインターネットの影響と比較されることがある。知識が人間の知性を刺激するように、過去500年にわたる人類の驚異的な技術的・科学的進歩は、グーテンベルクの卓越した印刷機に負うところ少なくない。

Ⅱ
〔解答〕
1．B　　2．A　　3．C　　4．D
5．B　　6．A　　7．C　　8．D
9．B　　10．B　　11．A　　12．D

〔出題者が求めたポイント〕
1．関係代名詞のWhatが作る節が文の主語になっている。What John said yesterday「ジョンが昨日言ったこと」。
2．by ～「～までには(完了している)」。until ～「～まで(継続している)」。
3．devote A to B「AをBに捧げる」。Bは名詞または動名詞。
4．not to swim から swim を省略したものが正解。このように、to V から V を取り除き、to だけでその働きを果たすものを代不定詞と呼ぶ。
5．familiar with「～と馴染みがある、よく知っている」の with が関係代名詞の前に出た形。
6．時を表す副詞節中なので、現在形のask が正解。
7．bore「～を退屈させる」。boring で「退屈な」という形容詞になる。
8．come up with「～を思いつく」。get rid of「～を取り除く」。give in to「～に屈する」。take part in「～に参加する」。
9．out of「～から」。in spite of「～にもかかわらず」。instead of「～の代わりに」。in case of「～の場合に備えて」。
10．The passage を後ろから修飾する過去分詞の given が正解。
11．have + O + Vp.p.「Oを～してもらう、Oを～される」。
12．道具を表す前置詞の with が正解。to open は不定詞形容詞用法。a house to live in などと同じ形。

〔問題文訳〕
1．ジョンが昨日言ったことは、おそらく本当だ。
2．渋滞がなければ、私たちは8時までにはそこに着くだろう。
3．もしあなたが人生で本当に成功したいのなら、自分の時間を勉強に捧げなければならない。
4．私たちが川で泳がなかったのは、先生が泳いではいけないと言ったからだ。
5．「Sustainability(持続可能性)」は私たちにとってとても馴染みのある言葉である。
6．警察が身分証明書の提示を求めたとき、パスポートが必要な場合がある。
7．その映画はとても退屈で、私は起きていられなかった。

8．ランナーはマラソンに参加するために少額の手数料を払わなければならない。
9．サラは日本語が不自由であるにもかかわらず、わざわざ日本まで来てくれた。
10．朗読の授業で生徒に与えられた文章は難しすぎた。
11．私の父は少し前に自動車店で自分の車を修理してもらった。
12．私は封筒を開けるためのものを探しているところだ。

Ⅲ
〔解答〕
1．(1) D　(2) E　(3) C
2．(4) G　(5) B　(6) F
3．(7) A　(8) F　(9) C
4．(10) E　(11) C　(12) B
5．(13) B　(14) G　(15) A
6．(16) G　(17) D　(18) A

〔出題者が求めたポイント〕
正解の英文
1．(To) (my) (surprise), he is (the best) (English) (speaker) (in) our class.
2．That (is exactly) (the reason) (why) (I) (don't) (go) (to) the restaurant anymore.
3．(Born) (into) a family with a glorious history, Mary (is) (used to) (being) (invited) (to) formal ceremonies.
4．A (small mistake) (could) (cost) (the company) (millions) (of) (dollars).
5．I (would) (appreciate) (it) (if you) (could) (email) (me) the list of your new products.
6．(Whatever) (your parents) (may) (think), you should do (what) (you want) (to do).

Ⅳ
〔解答〕
問1　1．C　　2．D
問2　1．A　　2．B

〔出題者が求めたポイント〕
選択肢訳
1．(A) かしこまりました。あちらの棚にありますよ。
　(B) 申し訳ございませんが、その時計はまだ発売されていないのです。
　(C) 申し訳ございませんが、在庫切れです。
　(D) はい、それは3色あります。
2．(A) 彼は自分の足で歩いて家に帰ったわ。
　(B) 医者は彼に素晴らしい治療を施したわ。
　(C) でも、私たちは一晩中起きていなければならなかったの。
　(D) 私たちは、彼が心臓発作を起こしたと本当に思ったの。
3．(A) コピー機の紙がなくなった。

(B) 母の誕生日は昨日だった。
(C) 塩を入れすぎたようだ。
(D) 自転車をどこに止めたか思い出せない。
4. (A) 冗談でしょう？
  (B) 味見をする人が必要かしら？
  (C) 一緒に夕食を食べに行きませんか？
  (D) どんな料理を作るのですか？

〔全訳〕
1. サマンサ：こんにちは、ここで雑誌に宣伝されている新しい腕時計を探しているのですが。
  店員：申し訳ございませんが、在庫切れです。
  サマンサ：本当ですか？　がっかりだわ。
  店員：とてもよく売れているもので。
2. メーガン：昨夜父が病院に運ばれたの。
  ショータ：ホント？　大丈夫なの？
  メーガン：大丈夫。私たちは、彼が心臓発作を起こしたと本当に思ったの。
  ショータ：そうじゃなかったということ？
  メーガン：そうじゃなかったの。ただの食べ過ぎだったのよ。
3. タクヤ：ちょっといいかな？
  イザベラ：もちろんです、何かすることある？
  タクヤ：コピー機の紙がなくなった。
  イザベラ：そこの棚を見てみたかしら。先週いくらか買ったばかりなのよ。
4. ユキ：こんにちは、ジェームズ。最近どうしてるの？
  ジェームズ：あまり変わらないけど、料理の腕は磨いているよ。
  ユキ：味見をする人が必要かしら？
  ジェームズ：もちろんだよ。よかったら今夜、ボクの所に来てよ。

Ⅴ
〔解答〕
問1　1．C　　2．B
問2　1．D　　2．A
〔出題者が求めたポイント〕
問1　選択肢訳
(1)「このサイトはどのような人を対象にしているのか？」
  (A) ビジネスパーソン
  (B) 小学生の子供たち
  (C) 学童の親
  (D) 大学生。
(2)「ブルーミントン公立学校について、正しいのはどれか？」
  (A) 生徒は、将来どのような仕事が需要になるかを簡単に知ることができる。
  (B) 親の要求を満たすために、カリキュラムを注意深く設計している。
  (C) 創造性は将来の職業に不必要な能力であるとみ

なしている。
  (D) できるだけ頻繁に転職するよう促している。
問2　選択肢訳
(1)「14:05、Sarah Higgins は何を示しているか」
  (A) 雨がひどいので、彼女は駅に戻らなければならない。
  (B) 渋滞のため、彼女は乗っているタクシーを降りなければならない。
  (C) 雨のため、彼女はずぶ濡れになっている。
  (D) 渋滞がひどくて、タクシーが迅速に動けない。
(2)「14:10 に、Thomas Addison は何を書いているか」
  (A) 彼は会議の計画にある種の調整がなされたことを述べている。
  (B) Sarah がオフィスに遅れてきたことについて上司が激怒していると訴えている。
  (C) 彼はミーティングを13階で行うよう主張している。
  (D) 彼は彼女にできるだけ早く新しいカーペットを注文するよう提案している。

〔全訳〕
問1

ブルーミントン公立学校

コンピュータサイエンス教育

私たちは、急速に変化する世界で活躍できる学生を育成しています。将来の仕事を予測することは困難ですが、21世紀の職場では、批判的思考、創造性、問題解決能力が求められることを、私たちは知っています。当校のカリキュラムは、保護者の方々のご要望に応えるよう慎重に設計されており、学校生活の中で、さまざまな教科においてこれらのスキルを提供します。

私たちが、学生に向けたコンピュータサイエンスの授業も充実させていることを知れば、みなさんは喜ばれることでしょう。私たちの高校は、コンピュータサイエンスに加えて、小学校から始まり中学校、高校まで続く、入門コンピュータサイエンスのコースも提供しています。

問2

Sarah Higgins
13:57
トーマス、今、駅にいます。ちょうど雨が降り始めたので、タクシーに乗ります。

Thomas Addison
14:00
それはいい考えだ。そうすれば、14:30に予定されているセールスミーティングに十分間に合うと思う。

Sarah Higgins
14:05
残念ながら、今渋滞に巻き込まれています。ミーティングに遅刻しそうです。

Thomas Addison
14:10
オーケー、サラ。ボスに伝えておくよ。ところで、新しいカーペットを敷いたので、ミーティング場所が 3 階のミーティングルームに変更された。一応お知らせしておく。

Sarah Higgins
14:12
ありがとう、トーマス。たぶん、あと 15 分くらいでオフィスに行けると思います。混雑が少し緩和されたようです。

数　学

解答　4年度

I

〔解答〕

問1

(ア)	(イ)	(ウ)
8	3	0

問2

(エ)	(オ)	(カ)	(キ)
4	3	1	2

問3

(ク)	(ケ)	(コ)	(サ)	(シ)
1	0	8	1	5

問4

(ス)	(セ)	(ソ)	(タ)	(チ)	(ツ)	(テ)
1	2	1	1	7	2	8

問5

(ト)	(ナ)	(ニ)	(ヌ)	(ネ)	(ノ)
2	1	3	0	9	4

〔出題者が求めたポイント〕

問1　整数

15 と 18 の最小公倍数 g を求める。g 分後に同時に発車する。

問2　三角関係

$\pi = 3.14$，$\frac{\pi}{2} = 1.57$ の時 sin の値が最大(1)である。

$1.57 < x < 3.14$ のとき $\sin(3.14 - x)$ と同じ値になり，$0 < x < 1.57$ のときは，x が 1.57 に近い方が値が大きい。

$\theta > 3.14$ のとき $\sin\theta < 0$ である。

問3　指数対数関数

前日の $1 + 0.08$ 倍になる。

$(1.08)^n \geq 3$ として，両辺を常用対数の真数にとって n の値の範囲を求める。

$$f(x) \geq g(x) \iff \log_{10}f(x) \geq \log_{10}g(x)$$

問4　確率

全事象は 1〜9 から 3 つ選ぶ。

(1)　3，8 と 4〜7 から 1 つ選んだとき。

(2)　$m \geq 4$ は 4〜9 から 3 つ選ぶ。x_1 通り

$M \leq 7$ は 1〜7 から 3 つ選ぶ。x_2 通り

$4 \leq m$，$M \leq 7$ は 4〜7 から 3 つ選ぶ。x_3 通り

場合の数は，$x_1 + x_2 - x_3$

問5　微分積分

$f(x)$ は積分を計算する。

$f'(x) = (x-1)(x-2)(x-3)$

増減表をつくる。

$0 \leq x \leq 2$ で増減表をつくり，$f(0)$，$f(1)$，$f(2)$ を求めて大小を調べる。

〔解答のプロセス〕

問1　$15 = 3 \times 5$，$18 = 2 \times 3^2$

最小公倍数は，$2 \times 3^2 \times 5 = 90$

90 分後より 1 時間 30 分後なので，

$7{:}00 + 1{:}30 = 8{:}30$　よって，8 時 30 分

問2　$\pi = 3.14$ とする。

$\sin\frac{\pi}{2} = \sin(1.57) = 1$ で値が一番大きい。

$\sin 2 = \sin(3.14 - 2) = \sin 1.14$

$\sin 3 = \sin(3.14 - 3) = \sin 0.14$

$4 > 3.14$　より　$\sin 4 < 0$

$\sin 4 < \sin 0.14 < \sin 1 < \sin 1.14$　より

$\sin 4 < \sin 3 < \sin 1 < \sin 2$

問3　感染者数は 8% 増加するので，1.08 倍となる。

n 日後は，現在の $(1.08)^n$ 倍となる。

$(1.08)^n \geq 3$　より　$\left(\frac{108}{100}\right)^n \geq 3$

両辺を常用対数の真数にとる。

$\log_{10}\left(\frac{108}{100}\right)^n > \log_{10}3$

$n(\log_{10}108 - \log_{10}100) > \log_{10}3$

$n(\log_{10}2^2 \times 3^3 - \log_{10}100) > \log_{10}3$

$n(2\log_{10}2 + 3\log_{10}3 - 2) > \log_{10}3$

$(0.6020 + 1.4313 - 2)n > 0.4771$

$0.0333n > 0.4771$　より　$n > 14.32\cdots$

従って，$n = 15$

問4　全事象は，$_9C_3 = 84$

(1)　3 と 8 と 4〜7 から 1 つをとったとき。

$\frac{_4C_1}{84} = \frac{4}{81} = \frac{1}{21}$

(2)　$m \geq 4$ となるのは，4〜9 から 3 つとったとき。

$_6C_3 = 20$

$M \leq 7$ となるのは，1〜7 から 3 つとったとき。

$_7C_3 = 35$

4〜7 で 3 つとったとき，両方に含まれる。

$_4C_3 = 4$

確率は，$\frac{20 + 35 - 4}{84} = \frac{51}{84} = \frac{17}{28}$

問5　$(t-1)(t-2)(t-3) = (t-1)(t^2 - 5t + 6)$
$= t^3 - 6t^2 + 11t - 6$

$$f(x) = \int_0^x (t^3 - 6t^2 + 11t - 6)dt$$

$$= \left[\frac{1}{4}t^4 - 2t^3 + \frac{11}{2}t^2 - 6t\right]_0^x$$

$$= \frac{1}{4}x^4 - 2x^3 + \frac{11}{2}x^2 - 6x$$

$f'(x) = (x-1)(x-2)(x-3)$

x		1		2		3	
$f'(x)$	$-$	0	$+$	0	$-$	0	$+$
$f(x)$	↘		↗		↘		↗

$x = 2$ で極大，$x = 1$，3 で極小

x	0		1		2
$f'(x)$		$-$	0	$+$	0
$f(x)$		↘		↗	

$f(0) = 0$

$f(1) = \frac{1}{4} - 2 + \frac{11}{2} - 6 = -\frac{9}{4}$

$$f(2) = \frac{16}{4} - 16 + \frac{44}{2} - 12 = -2$$

最大値は 0 $(x=0)$，最小値は $-\dfrac{9}{4}$ $(x=1)$

Ⅱ

〔解答〕

問 1

(ア)	(イ)	(ウ)	(エ)	(オ)	(カ)	(キ)
2	2	1	2	2	1	2

問 2

(ク)	(ケ)	(コ)	(サ)
2	3	5	6

問 3

(シ)	(ス)	(セ)	(ソ)	(タ)	(チ)
2	3	2	3	2	3

〔出題者が求めたポイント〕

空間ベクトル

問 1　A の座標は $\overrightarrow{OA}$ と同じ。
$\overrightarrow{AB} = \overrightarrow{OB} - \overrightarrow{OA}$，$\overrightarrow{AC} = \overrightarrow{OC} - \overrightarrow{OA}$
$\overrightarrow{OH} = \overrightarrow{OA} + \overrightarrow{AH}$

問 2　$\vec{a} = (a_1,\ a_2,\ a_3)$，$\vec{b} = (b_1,\ b_2,\ b_3)$ のとき
$\vec{a} \cdot \vec{b} = a_1 b_1 + a_2 b_2 + a_3 b_3$
$\overrightarrow{AB} \perp \overrightarrow{OH} \iff \overrightarrow{AB} \cdot \overrightarrow{OH} = 0$
$\overrightarrow{AC} \perp \overrightarrow{OH} \iff \overrightarrow{AC} \cdot \overrightarrow{OH} = 0$
両式を連立させて $s,\ t$ を求める。

問 3　問 1 の $\overrightarrow{OH}$ に $s,\ t$ を代入する。

〔解答のプロセス〕

問 1　$\overrightarrow{AB} = (0,\ 3,\ 1) - (2,\ 1,\ 1) = (-2,\ 2,\ 0)$
$\overrightarrow{AC} = (2,\ -1,\ -1) - (2,\ 1,\ 1) = (0,\ -2,\ -2)$
$\overrightarrow{OH} = \overrightarrow{OA} + \overrightarrow{AH} = \overrightarrow{OA} + s\overrightarrow{AB} + t\overrightarrow{AC}$
$\quad = (2,\ 1,\ 1) + s(-2,\ 2,\ 0) + t(0,\ -2,\ -2)$
$\quad = (2 - 2s + 0t,\ 1 + 2s - 2t,\ 1 + 0s - 2t)$
$\quad = (2 - 2s,\ 1 + 2s - 2t,\ 1 - 2t)$

(2)　$\overrightarrow{AB} \perp \overrightarrow{OH} \iff \overrightarrow{AB} \cdot \overrightarrow{OH} = 0$
$-2(2 - 2s) + 2(1 + 2s - 2t) + 0(1 - 2t) = 0$
$-4 + 4s + 2 + 4s - 4t = 0$　より
$4s - 2t = 1$　……①
$\overrightarrow{AC} \perp \overrightarrow{OH} \iff \overrightarrow{AC} \cdot \overrightarrow{OH} = 0$
$0(2 - 2s) - 2(1 + 2s - 2t) - 2(1 - 2t) = 0$
$-2 - 4s + 4t - 2 + 4t = 0$　より
$2t - s = 1$　……②

①＋②より　$3s = 2$　よって　$s = \dfrac{2}{3}$

$2t = 1 + \dfrac{2}{3} = \dfrac{5}{3}$　よって　$t = \dfrac{5}{6}$

(3)　$\mathrm{H}\left(2 - \dfrac{4}{3},\ 1 + \dfrac{4}{3} - \dfrac{5}{3},\ 1 - \dfrac{5}{3}\right)$

従って，$\mathrm{H}\left(\dfrac{2}{3},\ \dfrac{2}{3},\ -\dfrac{2}{3}\right)$

化　学

解答　4年度

I

〔解答〕

問1 Ⓐb　Ⓑe　Ⓒd

問2 水分子の酸素原子
　　共有電子対：2，非共有電子対：2
　　アンモニア分子の窒素原子
　　共有電子対：3，非共有電子対：1

問3 オキソニウムイオン：c，アンモニウムイオン：o

問4 オキソニウムイオン：a，アンモニウムイオン：f

問5 ㋐d　㋑a　㋒c　㋓b

問6 ⓐ1　ⓑ0　ⓒ0

〔出題者が求めたポイント〕

化学結合，イオンの構造

〔解答のプロセス〕

問1　共有する電子が両方の原子から提供される場合が共有結合Ⓐ，一方の原子から提供される場合が配位結合である。

　　電気陰性度の極めて大きいフッ素，酸素，窒素と水素との結合 F–H，O–H，N–H 結合では結合の極性が大きく，他の F 原子，O 原子，N 原子と H 原子をはさんで静電気的に結合する……水素結合Ⓒ。

問2　H_2O 分子の電子式は H:Ö:H，NH_3 分子の電子式は H:N̈:H である。
　　　　　　　　　H

問3　H^+ の K 殻には電子がないので，H_2O 分子の O 原子，NH_3 分子の N 原子の非共有電子対が入り，配位結合により H_3O^+，NH_4^+ が生じる。

H:Ö:H+Ⓗ⁺ ⟶ [H:Ö:H]⁺ オキソニウムイオン
　　　　　　　　　H

H:N̈:H+Ⓗ⁺ ⟶ [H:N̈:H]⁺ アンモニウムイオン
　H　　　　　　H

問4　H_3O^+ の電子配置は NH_3 と同じなので三角錐形であり，NH_4^+ の電子配置は CH_4 と同じなので正四面体形である。

問5　同一周期元素（貴ガスを除く）の電気陰性度は原子番号が大きいほど大きいので　C＜N＜O＜F　の順となる。

問6　氷 1.00 kg が融けて生じる水も 1.00 kg。水の体積を x〔L〕とすると

$$密度=\frac{質量}{体積}=\frac{1.00\times10^3\,g}{x\times10^3\,cm^3}=1.000\,g/cm^3$$

$$x=1.00\,[L]$$

よって　ⓐ=1，ⓑ=0，ⓒ=0

II

〔解答〕

問1 ①e ②a ③k ④c ⑤c ⑥g ⑦d

問2 ⓐ3 ⓑ8 ⓒ3 ⓓ4 ⓔ4 ⓕ1 ⓖ2

問3 一酸化窒素：c，二酸化窒素：a

問4 ⓐ8 ⓑ9 ⓒ6 ⓓ2

問5 ㋐f ㋑e ㋒d

問6 c

問7 電気量：ⓐ2 ⓑ9 ⓒ2
　　正極の質量増加量：ⓓ9 ⓔ5

〔出題者が求めたポイント〕

銅とその化合物，ダニエル電池

〔解答のプロセス〕

問1　電気・熱の伝導性は銀①が最大で，次いで銅，金の順である。

　　銅とスズの合金は青銅（ブロンズ），銅と亜鉛②の合金は黄銅（ブラス，真ちゅう），銅とニッケル③の合金は白銅という。

　　銅は水素よりイオン化傾向④が小さいので塩酸や希硫酸には溶けないが，酸化力の強い硝酸，熱濃硫酸には溶ける。ただし水素は発生しない。

$$Cu+2H_2SO_4 \longrightarrow CuSO_4+2H_2O+SO_2$$

　　ダニエル電池では，イオン化傾向⑤が銅よりも大きい亜鉛が負極，銅が正極となる。亜鉛は電子を放出して（酸化⑥されて）溶け，電子は銅に流れて，銅（Ⅱ）イオンが電子を受け取り（還元⑦されて）単体として析出する。

問2　(i) $Cu \longrightarrow Cu^{2+}+2e^-$　…①
　　　$HNO_3+3H^++3e^- \longrightarrow 2H_2O+NO$　…②
　　　①×3+②×2　より
　　　$3Cu+2HNO_3+6H^+ \longrightarrow 3Cu^{2+}+4H_2O+2NO$
　　　$6NO_3^-$ を両辺に加えて整理すると
　　　$3Cu+8HNO_3 \longrightarrow 3Cu(NO_3)_2+4H_2O+2NO$
　　　　ⓐ　　ⓑ　　　　　ⓒ　　　　ⓓ

　　(ii) $Cu \longrightarrow Cu^{2+}+2e^-$　…①
　　　$HNO_3+H^++e^- \longrightarrow H_2O+NO_2$　…③
　　　①+③×2　より
　　　$Cu+2HNO_3+2H^+ \longrightarrow Cu^{2+}+2H_2O+2NO_2$
　　　$2NO_3^-$ を両辺に加えて整理すると
　　　$Cu+4HNO_3 \longrightarrow ①Cu(NO_3)_2+2H_2O+2NO_2$
　　　　　　ⓔ　　　　　　ⓕ　　　　ⓖ

問3　一酸化窒素：水に溶け難いので水上置換により捕集する。

　　二酸化窒素：水に極めてよく溶け，空気より重いので下方置換で捕集する。

問4　Cu 1 mol から NO_2 2 mol が生じるから

$$22.4\,L/mol\times\frac{127\times10^{-3}\,g}{63.5\,g/mol}\times2=0.0896$$

$$=8.96\times10^{-2}\,L$$

よって $\boxed{a}=8$, $\boxed{b}=9$, $\boxed{c}=6$, $\boxed{d}=2$

問5　$Cu^{2+}+2OH^- \longrightarrow Cu(OH)_2$（青白色，$\boxed{ア}$）
　　　　　　　水酸化銅（Ⅱ）

$Cu(OH)_2+4NH_3$
　　　$\longrightarrow [Cu(NH_3)_4]^{2+}$（深青色，$\boxed{イ}$）$+2OH^-$
　　　テトラアンミン銅（Ⅱ）イオン

$Cu(OH)_2 \longrightarrow CuO$（黒色，$\boxed{ウ}$）$+H_2O$
　　　　　酸化銅（Ⅱ）

問6　4 配位の錯イオンは多くは正四面体形であるが，Cu^{2+} の錯イオンは正方形である。

問7　負極　$Zn \longrightarrow Zn^{2+}+2e^-$
　　　正極　$Cu^{2+}+2e^- \longrightarrow Cu$

　　　負極で溶けた亜鉛は　$\dfrac{97.5 \times 10^{-3}\,g}{65.0\,g/mol}=1.50 \times 10^{-3}\,mol$

　　　Zn 1 mol から e^- 2 mol が流れるから
　　　$9.65 \times 10^4\,C/mol \times 1.50 \times 10^{-3}\,mol \times 2$
　　　　　　　　　　　$=289.5 \fallingdotseq 2.9 \times 10^2\,C$
　　　　　　　　よって $\boxed{a}=2$, $\boxed{b}=9$, $\boxed{c}=2$

　　　Zn 1 mol が溶けると Cu 1 mol が析出するから，
　　　$63.5\,g/mol \times 1.50 \times 10^{-3}\,mol=0.09525\,g$
　　　　　　　　　　　　　$\fallingdotseq 95\,mg$
　　　　　　　　　よって $\boxed{d}=9$, $\boxed{e}=5$

Ⅲ
〔解答〕
問1 ① f　② d　③ c
問2 $\boxed{a}$ 1　$\boxed{b}$ 1　$\boxed{c}$ 1　$\boxed{d}$ 2　$\boxed{e}$ 1　$\boxed{f}$ 2
問3 $\boxed{1}$ d　$\boxed{2}$ a
問4 $\boxed{a}$ 2　$\boxed{b}$ 0　$\boxed{c}$ 0　$\boxed{d}$ 2
問5 $\boxed{a}$ 0　$\boxed{b}$ 3　$\boxed{c}$ 9

〔出題者が求めたポイント〕
塩分量の滴定による測定
〔解答のプロセス〕
問1　①溶液の調製に用いる器具はメスフラスコ。
　　②一定量の溶液を量り取る器具はホールピペット。
　　③溶液を滴下する器具はビュレット。
　　　駒込ピペットやメスシリンダーは精度が劣るので用いない。

問2　(ii) Cr の数より $\boxed{e}=1$，Ag の数より $\boxed{d}=2$，K の数より $\boxed{f}=2$

問3　$Cl^-+Ag^+ \longrightarrow AgCl$（白色，$\boxed{1}$）
　　　$CrO_4^{2-}+2Ag^+ \longrightarrow Ag_2CrO_4$（暗赤色，$\boxed{2}$）

問4　$NaCl$ 1.17 g は　$\dfrac{1.17\,g}{58.5\,g/mol}=0.0200\,mol$

　　$NaCl$ 0.0200 mol を水に溶かして 1 L にしたから濃度は 0.0200 mol/L。

　　$NaCl$ と $AgNO_3$ の物質量は等しいから
　　$0.0200\,mol/L \times \dfrac{10}{1000}\,L=x\,[mol/L] \times \dfrac{10}{1000}\,L$
　　　　$x=0.0200=2.00 \times 10^{-2}\,[mol/L]$
　　　　よって $\boxed{a}=2$, $\boxed{b}=0$, $\boxed{c}=0$, $\boxed{d}=2$

問5　食品水溶液中の $NaCl$ の濃度を $y\,[mol/L]$ とする

と，滴定に用いた水溶液中の $NaCl$ は

$y\,[mol/L] \times \dfrac{50}{1000}\,L \times \dfrac{100\,mL}{500\,mL}=0.0100\,y\,[mol]$

　　よって　$NaCl$ の物質量＝$AgNO_3$ の物質量　より

$0.0100\,y\,[mol]=0.0200\,mol/L \times \dfrac{3.30}{1000}\,L$

　　　　　$y=6.60 \times 10^{-3}\,[mol/L]$

　　よって食品水溶液 1.00 L 中の $NaCl$ は
　　$58.5\,g/mol \times 6.60 \times 10^{-3}\,mol=0.386 \fallingdotseq 0.39\,g$
　　　　　　　　よって $\boxed{a}=0$, $\boxed{b}=3$, $\boxed{c}=9$

Ⅳ
〔解答〕
問1 d　　問2 c, d　　問3 a　　問4 c
問5 e　　問6 b

〔出題者が求めたポイント〕
浸透圧
〔解答のプロセス〕
問1　濃度 $c\,[mol/L]$ の溶液の $T\,[K]$ における浸透圧 Π $[Pa]$ は　$\Pi=cRT$（R は気体定数）　と表される。この法則をファントホッフの法則という。

問2　a 誤り　エネルギー $\longrightarrow$ 力
　　b 誤り　$1\,Pa=1\,N/m^2$，$1\,atm=1.013 \times 10^5\,Pa$
　　c, d 正

問3　$\Pi=cRT$　より
　　$4.2 \times 10^4\,Pa$
　　　$=c\,[mol/L] \times 8.30 \times 10^3\,Pa \cdot L/(K \cdot mol)$
　　　　　　　　　　　$\times (273+27)\,K$
　　　　$c=0.0168 \fallingdotseq 1.7 \times 10^{-2}\,[mol/L]$

問4　非電解質 X 5.1 g は $1.7 \times 10^{-2}\,mol$ であるから，
　　モル質量は　$\dfrac{5.1\,g}{1.7 \times 10^{-2}\,mol}=300\,[g/mol]$
　　　　　　　　　　　分子量は 3.0×10^2

問5　$MgCl_2 \longrightarrow Mg^{2+}+2Cl^-$　と電離するから，$MgCl_2$（式量 95）1 mol から 3 mol の溶質粒子が生じる。よってファントホッフの法則より
　　$7.5 \times 10^3\,Pa$
　　　$=\dfrac{y\,[g]}{95\,g/mol} \times 3 \times 8.30 \times 10^3\,Pa \cdot L/(K \cdot mol)$
　　　　　　　　　　　$\times (273+27)\,K$
　　　　$y=0.0953 \fallingdotseq 9.5 \times 10^{-2}\,[g]$

問6　電解質 X と Mg^{2+}, Cl^- の総量を $z\,[mol]$ とすると，ファントホッフの法則より
　　$1.1 \times 10^4\,Pa$
　　　$=z\,[mol/L] \times 8.30 \times 10^3\,Pa \cdot L/(K \cdot mol)$
　　　　　　　　　　　$\times (273+27)\,K$
　　　$z=4.41 \times 10^{-3} \fallingdotseq 4.4 \times 10^{-3}\,[mol]$

令和3年度

問　題　と　解　答

英　語

問題
(60分)

A 日程

3年度

I 次の英文を読み、設問に答えなさい。（32点）

1　Have you ever wondered what a dog or bird is thinking? There is a long history of speculation on the subject. Until recently, studies of animals have tended to compare their intelligence to that of humans. People are (1)generally seen at the top of the intelligence scale, followed by chimpanzees, pigs, and so on. Thanks to new research techniques, these ranking concepts are losing favor. We're learning that land animals, marine life, and even insects have (2)an impressive range of skills and brain functions.

2　Self-awareness is one measure of higher intelligence. For decades, a "mirror test" was used to determine if animals recognized themselves the way people can. Some, like apes, performed well. However, sight is just one sense, and many species have well-developed chemical detection abilities or other senses. For example, in 2017 a smell test was used to study how well dogs know their own scent. Their performance was excellent, and they even knew when another scent was added to their own. The findings suggest that when it comes to self-awareness, a dog's nose is more important than its eyes.

3　Language is another high-level skill. Many studies have been human-centered, such as teaching sign language to gorillas. New research (3)methods are changing how we study this ability. For instance, a recent analysis of dolphins and whales

has shown marine mammals in a new light. Not only do dolphins talk to each
(4)
other through whistles, but different groups have their own dialects*. Besides that,
unique calls are used for individuals. In other words, they have names. This use
of language is just one aspect of marine mammals' complex social systems.
(5)

4　　　　When it comes to social behavior, insects are gaining more respect for their
achievements. Wasps*, for example, know the difference between queens and
workers. Plus, they share information and tasks to benefit the entire colony, not
(6)
just individuals. We also now know that bees learn from each other. Younger bees
observe how knowledgeable hive members fly to food sources. That behavior is
(7)
copied, food is harvested more efficiently, and the colony's fortunes are improved.

5　　　　Insect behavior, as well as that of whales, dogs, and other animals, has clear
(8)
differences from that of humans. Scientists feel it is best to examine each species
on its own merits. Instead of using tests designed for humans, we should study
how animals behave in their native habitats. Ideally, intelligence should be a
measure of a creature's ability to survive in its own social system and
environment.

(Source: *Science and Tech Sense*, Nan'un-do, 2018)

（注）　dialects*　方言
　　　　wasps*　　スズメ蜂

問1　下線部(1)～(8)の語句の文中での意味として最も適切なものを、(A)～(D)の中から一つ選びなさい。

(1)　(A)　surprisingly　　(B)　commonly　　(C)　specifically　　(D)　correctly

(2)　(A)　an insignificant　　　　　　　　(B)　an equal

　　　(C)　a long　　　　　　　　　　　　　(D)　a remarkable

(3)　(A)　procedures　　(B)　resources　　(C)　topics　　(D)　results

(4)　(A)　way　　(B)　flash　　(C)　custom　　(D)　brightness

(5)　(A)　requirement　　(B)　accessory　　(C)　part　　(D)　division

(6)　(A)　whole　　(B)　huge　　(C)　perfect　　(D)　partial

(7)　(A)　comment　　(B)　explore　　(C)　ignore　　(D)　watch

(8)　(A)　invisible　　(B)　obvious　　(C)　vague　　(D)　possible

問2　(1)～(4)の質問の答えとして最も適切なものを、(A)～(D)の中から一つ選びなさい。

(1)　According to paragraph 1, which of the following is true?

　　(A)　Ranking animals by intelligence is popular these days.

　　(B)　Insects have the same level of intelligence as land animals.

　　(C)　Scientists sometimes follow chimpanzees to learn about intelligence.

　　(D)　Animal intelligence was often measured against that of humans.

(2)　According to paragraph 2, which of the following is true?

　　(A)　Most intelligent animals have sharp vision.

　　(B)　Animals may show intelligence through different senses.

　　(C)　Chemicals can change the intelligence of some species.

　　(D)　Dogs smell better when more scents are added.

(3)　According to paragraph 3, which of the following is true?

　　(A)　Dolphins use names with each other.

　　(B)　Gorillas respond to whistling with sign language.

　　(C)　Humans taught dolphins how to whistle in one study.

　　(D)　Language is the most reliable sign of intelligence.

(4) According to paragraphs 4 and 5, which of the following is true?

(A) Scientists believe that insects, whales, and dogs are peculiar.

(B) Wasps have more advanced social behavior than bees.

(C) Insects respect their own accomplishments.

(D) Animals should not be evaluated by human standards.

Ⅱ　次の各文の空所に入る最も適切なものを、(A)～(D)の中から一つ選びなさい。(26点)

1. My old smartphone's battery _____ only a few hours.

   (A) takes　　(B) continues　　(C) follows　　(D) lasts

2. _____ the bad situation, project managers haven't shown any leadership.

   (A) Needless of　　(B) Beyond　　(C) Despite　　(D) Careless of

3. I will ask him to _____ this 10,000 yen bill so we can buy a bottle of water at the vending machine.

   (A) charge　　(B) break　　(C) slice　　(D) cut

4. He is a naturally _____ singer.

   (A) gifted　　(B) provided　　(C) wanted　　(D) tried

5. We need to _____ all possibilities into account when making a final decision.

   (A) put　　(B) go　　(C) make　　(D) take

6. The timetable says the bus runs _____ half hour.

   (A) after　　(B) about　　(C) every　　(D) between

7. The government _____ the consumption tax to 10 percent last year.

   (A) established　　(B) raised　　(C) added　　(D) constructed

8. How _____ can we park our motorbike here for free?

   (A) long　　(B) much　　(C) many　　(D) far

9. I will have the washing machine _____ by next week.

   (A) repair　　(B) repairing　　(C) to repair　　(D) repaired

10. The application form has two sides, so _____ to fill in both.

    (A) examine　　(B) check　　(C) remember　　(D) recall

11. Love and money are two major reasons _____ a murder in fiction.

(A) at   (B) for   (C) to   (D) over

12. The governor will issue a _____ within the next few days.

(A) statement   (B) politician   (C) selection   (D) management

13. We will review your cost estimate _____ and get back to you.

(A) insincerely   (B) alternatively   (C) thoroughly   (D) apparently

III 次の日本文の意味を表すように、下記の語句を空所に入れて英文を完成させるとき、（ 1 ）〜（ 15 ）に入る語句の記号を答えなさい。ただし、文頭に置かれる語句もすべて小文字で表記されています。（15点）

1. 私の家族は全員、一緒にボードゲームをする時に真剣になります。

   Everyone in my family （ 1 ）（　　）（ 2 ）（　　　）（　　）（ 3 ）（　　　）.

   (A) we　　　　　　 (B) together　　　 (C) play　　　　　 (D) when

   (E) competitive　　(F) board games　(G) gets

2. オンライン上に出ている間違った情報について、私たちは注意しなければなりません。

   We （ 4 ）（　　）（　　）（　　）（ 5 ）（　　　）（ 6 ） that appears online.

   (A) about　　　　　(B) be　　　　　　(C) have　　　　　(D) information

   (E) false　　　　　(F) careful　　　　(G) to

3. 祖父の視力は前ほどよくありませんが、ユーモアのセンスは相変わらずです。

   Grandpa's （　　）（ 7 ）（　　）（ 8 ）, （　　）（ 9 ）（　　） still sharp.

   (A) is not　　　　　(B) his sense of humor　　　　　　　(C) eyesight

   (D) as good as　　 (E) but　　　　　(F) before　　　　　(G) is

4. キャンプ場でお化けを見た、と少年が言いましたが、誰も本気にしませんでした。

   （ 10 ）（　　）（　　）（ 11 ）（　　）（ 12 ）（　　　） he saw a ghost at the campsite.

   (A) said　　　　　 (B) a boy　　　　 (C) seriously　　　 (D) took

   (E) when　　　　　(F) it　　　　　　(G) nobody

5. 激しい嵐のため、その飛行機は定刻に離陸できませんでした。

   The terrible storm （ 13 ）（　　）（　　）（ 14 ）（　　）（　　）（ 15 ） time.

   (A) taking　　　　 (B) prevented　　 (C) flight　　　　　(D) off

   (E) the　　　　　　(F) from　　　　　(G) on

Ⅳ　会話を読み、問いに答えなさい。（12点）

問1　会話の空所に入る最も適切なものを、(A)〜(D)の中から一つ選びなさい。

1.　Cathy:　Would you like to go for a walk?

　　Ken:　Sure. Let's take the puppy with us.

　Cathy:　OK. _____

　　Ken:　Yes, but I think I'll take my umbrella, just in case.

　　　　(A)　Is it still raining?

　　　　(B)　Has it stopped raining?

　　　　(C)　Is rain forecast for this afternoon?

　　　　(D)　But it's pouring rain!

2.　Hiro:　I'd like to order a large supreme pizza, but could you substitute the onions with black olives?

　　Clerk:　Sure, but substitutions cost a dollar extra.

　　Hiro:　_____

　　Clerk:　With the additional charge, that comes to $17.55.

　　　　(A)　Never mind.

　　　　(B)　Forget about it.

　　　　(C)　That's not a problem.

　　　　(D)　I've changed my mind.

問2　会話を読み、設問の答えとして最も適切なものを(A)〜(D)の中から一つ選びなさい。

1. Akira: Hey, Billy! Anthony is coming back to Osaka.

   Billy: Anthony who?

   Akira: Anthony Lee! Our classmate in the second grade in elementary school.

   Billy: Ah, you mean Tony? Wasn't he a good runner?

   According to the conversation, which of the following is true?

   (A) Only one of the two speakers knows Anthony Lee.

   (B) Akira and Billy went to different elementary schools.

   (C) Neither Akira nor Billy have ever met Anthony Lee before.

   (D) Billy and Tony spent some time together when they were younger.

2. Kumiko: It's so hot today. Let's drink something cold.

   Chris: Really? I'm feeling cold. I need something hot.

   Kumiko: Are you feeling OK? You don't look well. Maybe you've caught a cold.

   Chris: You could be right. I might go back home after our next class.

   According to the conversation, which of the following is true?

   (A) Kumiko offers to buy Chris a cold drink.

   (B) Kumiko thinks that Chris looks sick.

   (C) Chris decides to go home straight away.

   (D) Both Kumiko and Chris are feeling hot.

V 資料を読み、問いに答えなさい。(15点)

問1　次の注文画面と会話を参照し、設問の答えとして最も適切なものを、(A)～(D)の中から一つ
　　選びなさい。

```
┌─────────────────────────────┐
│  ┌───────────────────────┐  │
│  │                       │  │
│  │  Cynthia's Diner      │  │
│  │                       │  │
│  │  Estimated delivery: 20 min. │
│  │                       │  │
│  │                       │  │
│  │  Your order           │  │
│  │  1×Classic Burger    $4.99 │
│  │  2×Cheeseburger      $5.99 │
│  │  1×Avocado Burger    $6.99 │
│  │                       │  │
│  │                       │  │
│  │  Delivery Fee        $1.00 │
│  │  Total              $24.96 │
│  │                       │  │
│  └───────────────────────┘  │
└─────────────────────────────┘
```

(SUE2020)

Tim:　Sophie, I'm ordering some burgers from Cynthia's.

Sophie:　Thanks. What are you getting?

Tim:　One classic burger, two cheeseburgers, and one avocado burger.

Sophie:　Can we get one more cheeseburger instead of the avocado burger?

Tim:　Sure. I'll change the order.

Sophie:　When will it be delivered?

Tim:　It says it will be here within half an hour.

Sophie:　That sounds great. I'm really hungry.

1．Which item on the order form will Tim need to delete?

   (A) Avocado burger

   (B) Cheeseburger

   (C) Classic burger

   (D) Delivery fee

2．Which of the following is true?

   (A) Sophie does not like to use delivery services for food.

   (B) Cheeseburgers at Cynthia's are less expensive than their classic burgers.

   (C) Four burgers will be delivered to Tim and Sophie's place.

   (D) It will take at least 40 minutes for the diner to prepare the burgers.

問2　次のグラフと手紙を参照し、設問の答えとして最も適切なものを、(A)〜(D)の中から一つ選びなさい。

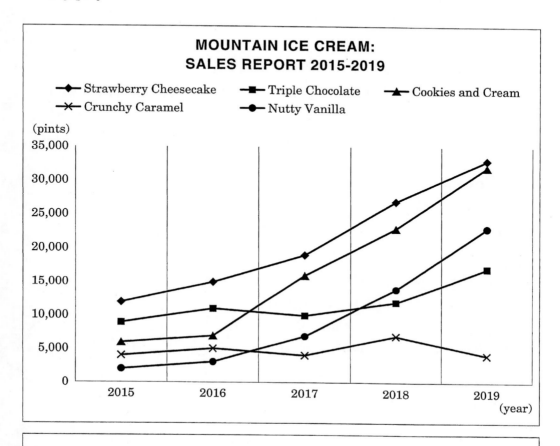

March 9, 2020

Dear shop staff,

　　Last year was our best year since our opening in 2015. Thanks to your efforts, we were able to sell more than 100,000 pints of ice cream. It was a notable year in that our second-best seller almost reached the sales of our all-time favorite flavor. However, there was one flavor that failed to reach the sales goal of 10,000 pints again. We have made a decision to discontinue it and replace it with a new flavor this July. If you have any flavor suggestions, please let the shop manager know.

　　　　　　　　　　　　　　　　　Best regards,

　　　　　　　　　　　　　　　　　Mountain Ice Cream Management Team

(SUE2020)

1. Which of the following is true about the sales from 2015 to 2019?

   (A) Triple Chocolate always sold better than Cookies and Cream.

   (B) Strawberry Cheesecake is the only flavor that sold more than 25,000 pints in 2019.

   (C) Crunchy Caramel was the least popular flavor in 2015 and 2016.

   (D) Nutty Vanilla sold better than Triple Chocolate for the first time in 2018.

2. Which flavor will have disappeared from the shop by 2021?

   (A) Triple Chocolate

   (B) Cookies and Cream

   (C) Crunchy Caramel

   (D) Nutty Vanilla

3. What should the staff do if they want to suggest a new flavor?

   (A) They should buy the best-selling flavor.

   (B) They should contact the manager of the store.

   (C) They should open a new ice cream shop.

   (D) They should note the sales trends in 2020.

数　学

問題
(60分)

| A 日程 |

3年度

I　問1〜問5の空欄 $\boxed{(ア)}$ 〜 $\boxed{(ニ)}$ に当てはまる整数を0〜9から1つ選び該当する解答欄にマークせよ。ただし，分数は既約分数で表せ。(80点)

問1．$a = \dfrac{3+\sqrt{5}}{2}$ のとき，$a + \dfrac{1}{a} = \boxed{(ア)}$，$a^3 + \dfrac{1}{a^3} = \boxed{(イ)}\,\boxed{(ウ)}$ である。

問2．$0 \leqq \theta < 2\pi$ において

$$\cos 2\theta + \sin \theta > 0, \quad \tan \theta < -\sqrt{3}$$

を同時に満たす θ の値の範囲は $\dfrac{\boxed{(エ)}}{\boxed{(オ)}}\,\pi < \theta < \dfrac{\boxed{(カ)}}{\boxed{(キ)}}\,\pi$ である。

問3．$m,\ n$ を2以上の整数とする。$15m - 3mn + n = 135$ を満たす $m,\ n$ を求めるため，この等式を

$$\left(\boxed{(ク)}\,m - 1\right)\left(\boxed{(ケ)} - n\right) = \boxed{(コ)}\,\boxed{(サ)}\,\boxed{(シ)}$$

と変形する。これより，$m = \boxed{(ス)}\,\boxed{(セ)}$，$n = \boxed{(ソ)}$ となる。

問4．1つのサイコロを3回投げて出た目の数の積を X とする。このとき，X が4の倍数となる確率は $\dfrac{\boxed{(タ)}}{\boxed{(チ)}}$ である。

問 5．O を原点とする座標平面において，曲線 $y = 2x^3 - 3x$ を C とする。C 上の点 $(1,\ -1)$ における接線 ℓ の方程式は，$y = \boxed{\text{(ツ)}}\, x - \boxed{\text{(テ)}}$ である。また，C と ℓ によって囲まれた図形の面積は $\dfrac{\boxed{\text{(ト)}}\ \boxed{\text{(ナ)}}}{\boxed{\text{(ニ)}}}$ である。

Ⅱ　問1～問3の空欄　(ア)　～　(サ)　に当てはまる整数を0～9から1つ選び該当する解答欄にマークせよ。ただし，分数は既約分数で表せ。(20点)

中心O，半径1の円に内接する三角形ABCがあり，

$$2\overrightarrow{OA} + 4\overrightarrow{OB} + 5\overrightarrow{OC} = \overrightarrow{0}$$

を満たしているとき，以下の問に答えよ。

問1．直線COと辺ABの交点をDとする。このとき，

$$\overrightarrow{OD} = \frac{(ア)}{(イ)}\overrightarrow{OA} + \frac{(ウ)}{(エ)}\overrightarrow{OB}$$

である。

問2．$\dfrac{DB}{AD} = \dfrac{(オ)}{(カ)}$，$\dfrac{OD}{OC} = \dfrac{(キ)}{(ク)}$　である。

問3．$\overrightarrow{OA}$ と $\overrightarrow{OB}$ のなす角を θ とするとき，$\cos\theta = \dfrac{(ケ)}{(コ)\ (サ)}$ である。

化　学

問題
（60分）
A日程

3年度

解答にあたって必要ならば，次の数値を用いよ。

原子量　H = 1.0，C = 12.0，N = 14.0，O = 16.0，Cl = 35.5，Ca = 40.0

気体定数　$R = 8.30 \times 10^3 \, \text{Pa} \cdot \text{L}/(\text{K} \cdot \text{mol})$

$\boxed{\text{I}}$　次の文を読み，問1〜5に答えよ。（28点）

　　イギリスのボイルは，「$\boxed{\text{ア}}$ のとき，一定物質量の気体の $\boxed{\text{イ}}$ は $\boxed{\text{ウ}}$ に反比例する」というボイルの法則を発見した。また，フランスのシャルルは，「$\boxed{\text{エ}}$ のとき，一定物質量の気体の $\boxed{\text{イ}}$ は1℃の温度上昇で，0℃のときの $\boxed{\text{イ}}$ の $\frac{1}{273}$ だけ増加する」というシャルルの法則を発見した。これらの法則から，「一定物質量の気体の $\boxed{\text{イ}}$ は，$\boxed{\text{ウ}}$ に反比例し，$\boxed{\text{オ}}$ に比例する」という関係を示したボイル・シャルルの法則が導かれた。この法則は，一定物質量の気体では $\boxed{\text{カ}}$ の値が常に一定になることを表している。

　　気体分子は熱運動という粒子の不規則な運動を行い，温度が高くなると熱運動は激しくなる。ある温度における気体分子の熱運動は，全て同じ速さで運動しているわけではなく，速く動く分子もあれば，遅く動く分子もある状態である。

　　物質は，温度などの条件が変化することにより，固体，液体，気体の状態になる。固体から液体への状態変化のことを融解といい，融解が起こる温度を融点という。融点にて，固体1 mol が融解するときに吸収される熱量を融解熱という。一方で，液体から固体への状態変化を凝固といい，凝固が起こる温度を凝固点という。一般に，$\boxed{\text{キ}}$ の凝固点が $\boxed{\text{ク}}$ の凝固点よりも低くなる現象を凝固点降下という。冬場の道路に路面の凍結防止剤として塩化カルシウムを撒くことは，凝固点降下の現象を利用した例の一つである。

問1　$\boxed{\text{ア}}$ 〜 $\boxed{\text{ク}}$ に最も適するものをa〜lからそれぞれ選んでマークせよ。

　　a．圧力 p　　　　　b．圧力一定　　　　c．温度一定　　　　d．純溶媒

　　e．絶対温度 T　　　f．体積 V　　　　　g．体積一定　　　　h．溶液

　　i．溶質　　　　　　j．$\dfrac{pT}{V}$　　　　　k．$\dfrac{pV}{T}$　　　　　l．$\dfrac{VT}{p}$

問2　温度27℃，圧力 1.0×10^5 Pa の条件において，ある気体の体積は6.0 Lである。同じ圧力を保った状態で，温度を327℃にすると，この気体の体積は $\boxed{\text{a}}\boxed{\text{b}}$ Lになる。aおよびbに該当する数字をそれぞれマークせよ。

問3　下線部に関して，異なる温度 T_1，T_2（$T_1 > T_2$）における，ある気体分子の速さとその分子数の割合の関係を示したグラフとして最も適するものを a〜d から選んでマークせよ。

a.
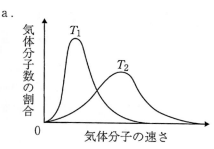

b.
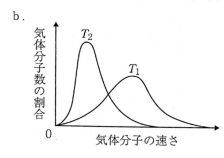

c.
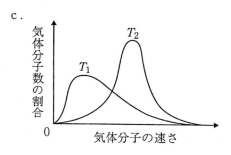

d.
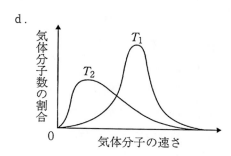

問4　80℃の水 100 g に 0℃の氷 90 g を入れると，$\boxed{a}$.$\boxed{b}$ ℃になる。a および b に該当する数字をそれぞれマークせよ。なお，水の融解熱を 6.0 kJ/mol，水 1 g の温度を 1 K 上げるのに必要な熱量（比熱）を 4.2 J/(g・K) とし，外部との熱の出入りはないものとする。

問5　塩化カルシウム（無水物）$\boxed{a}$.$\boxed{b}$$\boxed{c}$ g を水 200 g に溶かした水溶液の凝固点は−0.555℃である。a〜c に該当する数字をそれぞれマークせよ。ただし，水のモル凝固点降下は 1.85 K・kg/mol であり，水溶液中で塩化カルシウムは完全に電離するものとする。

Ⅱ　次の文を読み，問 1 ～ 6 に答えよ。(26点)

　　8種類の金属イオン（Ag^+，Al^{3+}，Ca^{2+}，Cu^{2+}，Fe^{3+}，Mn^{2+}，Pb^{2+}，Zn^{2+}）のうち，いずれか 1 種類を含む硝酸塩の水溶液 A～H がある。これらの水溶液を用いて，以下の実験を行った。

　　実験Ⅰ：A～H に希塩酸を加えると，A，B でそれぞれ白色の沈殿が生じたが，加熱すると，A の沈殿のみ溶解した。
　　実験Ⅱ：A～H に硫化水素を通じると，A，B，C でそれぞれ黒色の沈殿を生じた。また，D では，硫化水素が酸化されて硫黄が生じ，淡緑色溶液となった。
　　実験Ⅲ：D にヘキサシアニド鉄(Ⅱ)酸カリウム水溶液を加えると X の沈殿が生じた。
　　実験Ⅳ：E，F にアンモニア水をごく少量加えたのち，硫化水素を通じると，それぞれ白色，淡赤色の沈殿を生じた。
　　実験Ⅴ：D，E，G に少量のアンモニア水を加えたところ，いずれも沈殿が生じた。これらに過剰のアンモニア水を加えると，E の沈殿は溶解したが，D，G の沈殿は残った。さらに，水酸化ナトリウム水溶液を過剰に加えると，G の沈殿は溶解した。
　　実験Ⅵ：H にアンモニア水をごく少量加えたのち，二酸化炭素を通じると白色沈殿が生成したが，二酸化炭素を通し続けると沈殿は溶解した。

問 1　A～H に含まれる金属イオンを a～h からそれぞれ選んでマークせよ。
　　a．Ag^+　　　　　　b．Al^{3+}　　　　　　c．Ca^{2+}　　　　　　d．Cu^{2+}
　　e．Fe^{3+}　　　　　f．Mn^{2+}　　　　　　g．Pb^{2+}　　　　　　h．Zn^{2+}

問 2　 X に該当する色として最も適切なものを a～e から選んでマークせよ。
　　a．黄色　　　　　b．褐色　　　　　c．黒色　　　　　d．濃青色　　　　　e．緑白色

問 3　下線部において生成する錯イオンの形を a～d から選んでマークせよ。
　　a．正四面体形　　　b．正八面体形　　　c．正方形　　　　d．直線形

問4　同族元素のイオンである Ca^{2+} と Mg^{2+} の性質を比較したとき，Ca^{2+} のみに該当するものを a～f から2つ選んでマークせよ。

 a．炎色反応で元素に特有な色を示す。

 b．酸化物は水と反応して水酸化物になる。

 c．酸化物は酸と反応して塩を生成する。

 d．水酸化物の水溶液は強い塩基性を示す。

 e．炭酸塩は水に溶けにくい。

 f．硝酸塩は水に溶ける。

問5　Al^{3+} と同じ電子配置をもつ原子またはイオンを a～e から選んでマークせよ。

 a．Ar　　　　　b．Cl^-　　　　　c．F^-　　　　　d．K^+　　　　　e．Na

問6　Fe^{3+} は23個の電子をもっている。質量数56の鉄原子の原子核には $\boxed{a}\boxed{b}$ 個の中性子が含まれている。a および b に該当する数字をそれぞれマークせよ。

Ⅲ　次の文を読み，問1〜8に答えよ。(24点)

　湖沼の水や海水などの有機物による汚染の指標として，COD（化学的酸素要求量）が用いられる。CODとは，試料1L中に存在する有機物を酸化して分解するのに必要な酸化剤の質量を酸素の質量（mg）に換算して表したものである。そこで，ある試料水のCODを簡易的に測定するため，以下の操作を行った。

　操作Ⅰ：ビーカーに試料水を100mL入れ，硫酸酸性の 5.00×10^{-3} mol/Lの過マンガン酸カリウム水溶液を10.0mL加え，湯浴中で加熱して試料中の有機物を完全に酸化した。このとき，水溶液は赤紫色だった。

　操作Ⅱ：操作Ⅰで得た水溶液に 5.00×10^{-3} mol/Lのシュウ酸ナトリウム水溶液7.50mLを加えると，過不足なく反応した。

問1　操作Ⅰで加えた過マンガン酸カリウムの物質量を $\boxed{a}.\boxed{b}\boxed{c} \times 10^{-\boxed{d}}$ mol と表すとき，a〜dに該当する数字をそれぞれマークせよ。

問2　操作Ⅰのイオン反応式は，下式のように表される。$\boxed{ア}$〜$\boxed{ウ}$ に該当する数字をそれぞれマークせよ。

$$MnO_4{}^- + \boxed{ア} H^+ + \boxed{イ} e^- \longrightarrow Mn^{2+} + \boxed{ウ} H_2O$$

問3　操作Ⅱのイオン反応式は，下式のように表される。$\boxed{エ}$〜$\boxed{カ}$ に該当する数字をそれぞれマークせよ。

$$\boxed{エ} MnO_4{}^- + 5 C_2O_4{}^{2-} + 16 H^+ \longrightarrow 2 Mn^{2+} + \boxed{オ} CO_2 + \boxed{カ} H_2O$$

問4　操作Ⅱで加えたシュウ酸ナトリウムの物質量を $\boxed{a}.\boxed{b}\boxed{c} \times 10^{-\boxed{d}}$ mol と表すとき，a〜dに該当する数字をそれぞれマークせよ。

問5　シュウ酸ナトリウムと反応した過マンガン酸カリウムの物質量を $\boxed{a}.\boxed{b}\boxed{c} \times 10^{-\boxed{d}}$ mol と表すとき，a〜dに該当する数字をそれぞれマークせよ。

問6　有機物の酸化により消費された過マンガン酸カリウムの物質量を $\boxed{a}.\boxed{b}\boxed{c} \times 10^{-\boxed{d}}$ mol と表すとき，a〜dに該当する数字をそれぞれマークせよ。

問7　CODを計算するため，酸化に要した過マンガン酸カリウムの物質量を酸素の物質量に置き換えることを考える。酸素が酸化剤としてはたらく際のイオン反応式は，下式で表される。

$$O_2 + 4\,H^+ + 4\,e^- \longrightarrow 2\,H_2O$$

　　この試料水 100 mL に含まれる有機物の酸化に必要な酸素の物質量を $\boxed{a}.\boxed{b}\boxed{c} \times 10^{-\boxed{d}}$ mol と表すとき，a～d に該当する数字をそれぞれマークせよ。

問8　この試料水 1.00 L 中に存在する有機物の酸化に必要な酸素の質量（COD）を $\boxed{a}\boxed{b}.\boxed{c}$ mg と表すとき，a～c に該当する数字をそれぞれマークせよ。

Ⅳ　次の文を読み，問 1 ～ 5 に答えよ。（22点）

　　アミノ安息香酸エチルは，嘔吐や疼痛を抑える作用をもつ医薬品であり，図の方法によりトル
エンから合成できる。ただし，図の ア ～ カ はベンゼン環上の置換基を示し，このうち ア ，
ウ および オ はトルエンのメチル基（－CH₃ 基）に由来する置換基である。

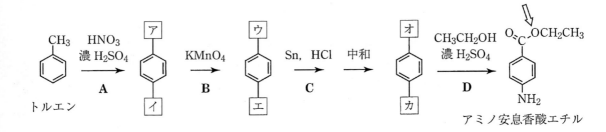

問 1　 ア ～ カ に該当する置換基として適切なものを a ～ f からそれぞれ選んでマークせよ。
　　　ただし，必要があれば繰り返し選んでよい。

　　　a．－CH₃　　　　　　b．－NH₂　　　　　c．－NO₂　　　　　d．－COOCH₃

　　　e．－COOH　　　　　f．－Cl

問 2　A ～ D に該当する反応名として最も適切なものを a ～ h からそれぞれ選んでマークせよ。

　　　a．エステル化　　　b．加水分解　　　c．還元　　　　d．酸化

　　　e．ジアゾ化　　　　f．スルホン化　　　g．中和　　　　h．ニトロ化

問 3　アミノ安息香酸エチル（分子量 165）を 3.30 g 合成するためには最低 a . b c g の
　　　トルエンが必要である。a ～ c に該当する数字をそれぞれマークせよ。ただし，すべての工
　　　程で反応は完全に進行するものとする。

問 4　アミノ安息香酸エチルの矢印で示した酸素原子は，何に由来するか。a ～ c から選んで
　　　マークせよ。

　　　a．置換基 オ 　　　　b．CH₃CH₂OH　　　　c．H₂SO₄

問5　反応 **D** が以下のような平衡状態にあるとき，アミノ安息香酸エチルの生成量を増やすために適切な操作はどれか。a〜c から選んでマークせよ。ただし，操作の前後で温度の変化はないものとする。

a．濃 H_2SO_4 の量を減らす。

b．反応容器に水を加える。

c．反応容器から水を取り除く。

英　語

解答　　　　3年度

I

〔解答〕

問1　(1)　B　　(2)　D　　(3)　A　　(4)　A
　　　(5)　C　　(6)　A　　(7)　D　　(8)　B
問2　(1)　D　　(2)　B　　(3)　A　　(4)　D

〔出題者が求めたポイント〕

問1(1)　generally「一般的に」
　　(A) surprisingly「驚くほどに」　(B) commonly「一般に」　(C) specifically「特に」　(D) correctly「正しく」
　(2)　an impressive「驚くほど」
　　(A) an insignificant「取るに足りない」　(B) an equal「等しい」　(C) a long「長い」　(D) a remarkable「目を見張るほどの」
　(3)　methods「手法」
　　(A) procedures「やり方」　(B) resources「資源」　(C) topics「主題」　(D) results「結果」
　(4)　light「観点」
　　(A) way「観点」　(B) flash「閃光」　(C) custom「慣習」　(D) brightness「輝度」
　(5)　aspect「側面」
　　(A) requirement「要件」　(B) accessory「アクセサリー」　(C) part「部分」　(D) division「分割」
　(6)　entire「全部の」
　　(A) whole「全体の」　(B) huge「巨大な」　(C) perfect「完璧な」　(D) partial「部分的な」
　(7)　observe「観察する」
　　(A) comment「コメントする」　(B) explore「探検する」　(C) ignore「無視する」　(D) watch「観察する」
　(8)　clear「明らかな」
　　(A) invisible「目に見えない」　(B) obvious「明らかな」　(C) vague「曖昧な」　(D) possible「可能な」

問2　選択肢訳

(1)　「第1段落によれば、次のどれが正しいか」
　(A)　最近、知能で動物をランクづけするのが流行している。
　(B)　昆虫は、陸上動物と同じレベルの知能を持っている。
　(C)　科学者は時に、知能について学ぶためにチンパンジーを追う。
　(D)　動物の知能はしばしば、人間の知能に照らして測定された。

(2)　「第2段落によれば、次のどれが正しいか」
　(A)　たいていの知的動物は鋭い視力を持っている。
　(B)　動物は異なる感覚を通して知能を示すことがある。
　(C)　化学物質が、一部の種の知能を変えることがある。

(D)　犬は、より多くのにおいを付けた方がよい香りがする。

(3)　「第3段落によれば、次のどれが正しいか」
　(A)　イルカはお互いに名前を使う。
　(B)　ゴリラは口笛にサイン言語で反応する。
　(C)　ある研究では、人間がイルカに口笛の吹き方を教えた。
　(D)　言語は、知能の最も確かな徴候である。

(4)　「第4段落と第5段落によれば、次のどれが正しいか」
　(A)　科学者たちは、昆虫、クジラ、犬は特別だと信じている。
　(B)　スズメバチはミツバチより社会行動が進んでいる。
　(C)　昆虫は自らの成し遂げたことを尊重している。
　(D)　動物は人間の基準で評価されるべきではない。

〔全訳〕

　あなたは今までに、犬や鳥が何を考えているのか考えたことがあるだろうか？　この問題については長い思索の歴史がある。最近まで動物の研究は、動物の知能を人間の知能と比較する傾向があった。人間は一般的に知能の尺度において最上位にあると見られ、チンパンジーやブタなどがそれに続く。新しい研究技術のおかげで、これらランキングの概念は支持を失いつつある。陸上動物、海洋生物、そして昆虫でさえも、感動的なほど多様な技能と脳機能を持っていることを、私たちは学びつつあるのだ。

　自己認識は高度な知能を示す尺度のひとつだ。何十年もの間、動物が人間と同じように自分を認識しているかどうかを判断するために、「ミラーテスト」が用いられてきた。類人猿のように、成績の良いものもいた。しかし、視覚は感覚のひとつにすぎず、化学物質の検出能力や他の感覚を大きく発達させている種も多い。例えば2017年、犬が自分のにおいをどの程度知っているかを調べるために嗅覚テストが行われた。彼らのパフォーマンスは素晴らしく、いつ自分のにおいに別のにおいが加えられたかさえ分かった。この研究結果が示唆するのは、犬の自己認識に関しては、目よりも鼻の方が重要だということだ。

　言語も高度なスキルだ。ゴリラにサイン言語を教えるなど、多くの研究が人間中心のものだった。新しい研究手法が、この言語能力の研究方法を変えつつある。例えば、イルカとクジラに関する最近の分析は、海洋哺乳類に新たな観点を与えた。イルカは口笛を使って話すだけでなく、それぞれのグループに固有の方言がある。さらに、個々のイルカに対して独自の呼び方を用いる。つまり、イルカには名前がついているのだ。このような言語の使用は、海洋哺乳類の複雑な社会システムの一面にすぎない。

　社会的行動に関しては、昆虫が、その成し遂げている

ことでより多くの尊敬を得つつある。例えば、スズメバチは女王バチと働きバチの違いを知っている。さらに、彼らは個体だけでなくコロニー全体の利益のために情報とタスクを共有する。私たちはまた、ミツバチがお互いから学ぶことも知っている。若いミツバチは、知識の豊富なハチが食料源に飛んでいく様子を観察する。その行動は模倣され、食物はより効率的に収穫され、コロニーの資産は増加する。

　クジラやイヌなどの動物と同様、昆虫の行動も人間とは明らかに異なる。科学者たちはそれぞれの種を独自に調べるのが最善だと考えている。人間のためにデザインされた試験を使うのではなく、動物がその生息地でどのように行動するかを研究すべきなのだ。理想的には、知能は生物が自らの社会システムと環境の中で生存する能力の尺度であるべきなのだ。

Ⅱ
〔解答〕

1．D　　2．C　　3．B　　4．A　　5．D
6．C　　7．B　　8．A　　9．D　　10．C
11．B　　12．A　　13．C

〔出題者が求めたポイント〕
1．last が自動詞で、「持続する、持ちこたえる」という意味。
2．despite が、「〜にもかかわらず」という意味の前置詞。
3．break には、「（お金を）くずす」という意味がある。
4．gifted「天賦の才能のある」。
5．take 〜 into account「〜を考慮に入れる」。
6．every half hour「30分ごとに」。
7．raise A to B「A を B まで上げる」。
8．how long「どれくらいの時間」。
9．have + O + Vp.p.「…を〜してもらう」。
10．remember to V「忘れずに〜する」。
11．reason for「〜の理由」。
12．issue a statement「声明を出す」。
13．insincerely「不誠実に」。alternatively「その代わりに」。thoroughly「徹底的に」。apparently「明らかに」。

〔問題文訳〕
1．私の古いスマホのバッテリーは数時間しか持ちません。
2．悪い状況にもかかわらず、プロジェクトマネージャーはリーダーシップを示していない。
3．自動販売機で水を1本買えるように、この1万円札を彼にくずしてもらうことにします。
4．彼は生まれつき才能のある歌手だ。
5．最終的な決定をするときは、あらゆる可能性を考慮する必要がある。
6．時刻表にはバスは30分ごとに運行していると書いてあります。
7．政府は昨年、消費税を10％に引き上げた。
8．ここにはオートバイをどれくらい無料で停めておけますか？

9．洗濯機は来週までに修理してもらいます。
10．申込書には両面があるので、忘れず両面に記入してください。
11．小説における殺人の主な動機は愛と金だ。
12．知事は数日以内に声明を出すだろう。
13．費用見積りを徹底的に検討してご連絡いたします。

Ⅲ
〔解答〕

1．(1)　G　　(2)　D　　(3)　F
2．(4)　C　　(5)　A　　(6)　D
3．(7)　A　　(8)　F　　(9)　B
4．(10)　G　　(11)　C　　(12)　B
5．(13)　B　　(14)　F　　(15)　G

〔出題者が求めたポイント〕
正解の英文
1．Everyone in my family (gets competitive when we play board games together).
2．We (have to be careful about false information) that appears online.
3．Grandpa's (eyesight is not as good as before, but his sense of humor is) still sharp.
4．(Nobody took it seriously when a boy said) he saw a ghost at the campsite.
5．The terrible storm (prevented the flight from taking off on) time.

Ⅳ
〔解答〕

問1　1．B　　2．C
問2　1．D　　2．B

〔出題者が求めたポイント〕
問1　選択肢訳
　1．(A)　まだ雨は降ってる？
　　(B)　雨は止んだ？
　　(C)　今日の午後は雨の予報なの？
　　(D)　でも土砂降りだ！
　2．(A)　気にしないで。
　　(B)　まあ、いいや。
　　(C)　それは大丈夫。
　　(D)　気が変わりました。
問2　1．「この会話によると、次のどれが正しいか」
　　(A)　2人の話者のうち、アンソニー・リーを知っているのはひとりだけだ。
　　(B)　アキラとビリーは別の小学校に通っていた。
　　(C)　アキラもビリーも、今までにアンソニー・リーに会ったことがない。
　　(D)　ビリーとトニーは若い頃一緒に過ごした。
　2．「この会話によると、次のどれが正しいか」
　　(A)　クミコがクリスに、冷たい飲み物を買ってあげると言っている。
　　(B)　クミコはクリスの具合が悪いと思っている。

(C)　クリスはすぐに家に帰ることにする。
(D)　クミコはクリスも暑がっている。

〔全訳〕
問1
　1．キャシー：散歩に行かない？
　　　ケン：　　いいよ。子犬を連れて行こう。
　　　キャシー：分かったわ。雨は止んだ？
　　　ケン：　　うん、でも念のため傘を持っていくよ。
　2．ヒロ：極上ピザのLサイズを注文したいのですが、玉ねぎの代わりにブラックオリーブにしてもらえますか？
　　　店員：もちろんできますが、代わりの品は1ドル余計にかかります。
　　　ヒロ：それは大丈夫。
　　　店員：追加料金込みで17.55ドルになります。
問2
　1．アキラ：やあ、ビリー！　アンソニーが大阪に戻ってくるよ。
　　　ビリー：アンソニーって？
　　　アキラ：アンソニー・リーサ！　小学校2年生のときの同級生だよ。
　　　ビリー：トニーのこと？　彼は走るのが上手だったよね。
　2．クミコ：今日はとても暑いわね。何か冷たいものを飲みましょう。
　　　クリス：本当？　寒気がするよ。何か温かいものが欲しい。
　　　クミコ：大丈夫？　具合が悪そうね。風邪をひいたのかしら。
　　　クリス：そうかもね。次の授業が終わったら家に帰ろうかな。

V
〔解答〕
問1　1．A　　2．C
問2　1．D　　2．C　　3．B
〔出題者が求めたポイント〕
問1　1．「ティムが削除する必要があるのは注文フォームのどの項目か」
　　(A)　アボガドバーガー
　　(B)　チーズバーガー
　　(C)　クラシックバーガー
　　(D)　配達料
　2．「次のうち正しいのはどれか」
　　(A)　ソフィーは、食べ物の配達サービスを使うのが好きではない。
　　(B)　シンシアのチーズバーガーはクラシックハンバーガーよりも安い。
　　(C)　4つのハンバーガーがティムとソフィーの家に配達される。
　　(D)　ハンバーガーの調理には、少なくとも40分はかかる。

問2　1．「2015年から2019年までの売り上げについて正しいものはどれか」
　　(A)　トリプル・チョコレートは常にクッキー＆クリームよりよく売れた。
　　(B)　ストロベリー・チーズケーキは、2019年に25,000パイント以上売れた唯一のフレーバーだ。
　　(C)　クランチー・カラメルは2015年と2016年に一番人気がなかった。
　　(D)　ナッティ・バニラは、2018年に初めてトリプル・チョコレートを上回った。
　2．「2021年までに店からなくなっているのはどのフレーバーか」
　　(A)　トリプル・チョコレート
　　(B)　クッキー＆クリーム
　　(C)　クランチー・カラメル
　　(D)　ナッティ・バニラ
　3．「新しいフレーバーを提案したい場合、スタッフはどうすればよいか」
　　(A)　彼らは一番売れているフレーバーを買うべきだ。
　　(B)　彼らは店の店長に連絡を取るべきだ。
　　(C)　彼らは新しいアイスクリーム店を開くべきだ。
　　(D)　彼らは2020年の販売動向に注目すべきだ。

〔全訳〕
問1
　ティム：　ソフィー、シンシアのハンバーガーを注文するよ。
　ソフィー：ありがとう。あなたは何を買うつもりなの？
　ティム：　クラシックバーガー1つ、チーズバーガー2つ、アボカドバーガー1つ。
　ソフィー：アボカドバーガーの代わりに、チーズバーガーをもう1つにしていい？
　ティム：　もちろん。注文を変更するよ。
　ソフィー：いつ届くの？
　ティム：　30分以内に着くって言ってるよ。
　ソフィー：いいわね。私は腹ペコよ。
問2
2020年3月9日
お店のスタッフへ
　昨年は、2015年の開店以来最高の年でした。みなさんの努力のおかげで、10万パイント以上のアイスクリームを販売することができました。私たちの第2位の売れ筋が、定番1位のフレーバーの売上にほぼ到達したという点で注目すべき年でした。しかし、1万パイントという販売目標を再度達成できなかったフレーバーがありました。今年の7月にこのフレーバーを廃止し、新たなフレーバーに変更することを決定しました。フレーバーに関する提案がありましたら、店長までお知らせください。
　　　　　　　　　　　　　　　　敬具
　　　　　　　　　マウンテン・アイスクリーム
　　　　　　　　　マネージメント・チーム

数 学

解答　　3年度

推 薦

I

〔解答〕

(ア)	(イ)	(ウ)	(エ)	(オ)	(カ)	(キ)	(ク)	(ケ)	(コ)
3	1	8	1	2	2	2	3	3	5	1

(サ)	(シ)	(ス)	(セ)	(ソ)	(タ)	(チ)	(ツ)	(テ)	(ト)	(ナ)	(ニ)
3	0	2	2	3	5	8	3	4	2	7	2

〔出題者が求めたポイント〕

問1　無理数の計算

恒等式 $a^3+b^3=(a+b)^3-3ab(a+b)$ を使う。

問2　三角関数の不等式

$\cos 2\theta$ は 2 倍角を使って $\sin\theta$ で表わす。

$\tan\theta$ の不等式はまちがえが多いので注意する。

問3　整数(不定方程式)

$(am-1)(b-n)=c$ として

$abm-amn-b+n-c=0$ と

$15m-3mn+n-135=0$ を比べてもよい。

問4　確率

積 X が 4 の倍数とならない確率を求めるとよい。

問5　多項式の微分と積分

ℓ の方程式を得た後，C の方程式と連立して接点でない方の共有点を求める。面積は積分によるが，いわゆる $\dfrac{1}{12}$ の公式を利用するのもよい。

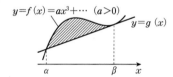

$$S=\frac{a}{12}(\beta-\alpha)^4$$

〔解答のプロセス〕

問1　$a+\dfrac{1}{a}=\dfrac{3+\sqrt{5}}{2}+\dfrac{2}{3+\sqrt{5}}$

$\qquad =\dfrac{3+\sqrt{5}}{2}+\dfrac{2(3-\sqrt{5})}{(3+\sqrt{5})(3-\sqrt{5})}$

$\qquad =\dfrac{3+\sqrt{5}}{2}+\dfrac{2(3-\sqrt{5})}{4}$

$\qquad =\dfrac{3+\sqrt{5}+3-\sqrt{5}}{2}=\boxed{3}$

$a^3+\dfrac{1}{a^3}=\left(a+\dfrac{1}{a}\right)^3-3\cdot a\cdot\dfrac{1}{a}\left(a+\dfrac{1}{a}\right)$

$\qquad =3^3-3\cdot1\cdot3=\boxed{18}$

問2　$\cos 2\theta+\sin 2\theta>0$　$(0\leqq\theta<2\pi)$ をみたす θ を求めると，

$\qquad 1-2\sin^2\theta+\sin\theta>0$

$\qquad 2\sin^2\theta-\sin\theta-1<0$

$\qquad (\sin\theta-1)(2\sin\theta+1)<0$

$\qquad -\dfrac{1}{2}<\sin\theta<1$

$\therefore\quad 0\leqq\theta<\dfrac{\pi}{2},\dfrac{\pi}{2}<\theta<\dfrac{7}{6}\pi,$

$\qquad \dfrac{11}{6}\pi<\theta<2\pi$　…①

$\tan\theta<-\sqrt{3}$　$(0\leqq\theta<2\pi)$

を満たす θ を求めると，

$\qquad \dfrac{\pi}{2}<\theta<\dfrac{2}{3}\pi,$

$\qquad \dfrac{3}{2}\pi<\theta<\dfrac{5}{3}\pi$　…②

①，②をともにみたす θ は

$\boxed{\dfrac{1}{2}}\pi<\theta<\boxed{\dfrac{2}{3}}\pi$ である。

問3　$15m-3mn+n=135$ を変形する。

$\qquad 3m(5-n)-(5-n)+5=135$

$\therefore\quad (\boxed{3}m-1)(\boxed{5}-n)=\boxed{130}$

$m\geqq2$ より　$3m-1\geqq5$

$n\geqq2$ より　$5-n\leqq3$

また，$3m-1$，$5-n$ は整数であるので

130 の約数から

$\qquad (3m-1,\ 5-n)=(130,\ 1),\ (65,\ 2)$

$\begin{cases}3m-1=130\\5-n=1\end{cases}$

のとき

m は整数とならないので適さない。

$\begin{cases}3m-1=65\\5-n=2\end{cases}$

のとき

$\qquad m=\boxed{22}$，$n=\boxed{3}$

問4　1 つのサイコロを 3 回投げるとき，目の出方は $6^3=216$ 通りが同様に確からしい。

このうち目の積が 4 の倍数とならないのは次の 2 つの場合がある。

　(i)　3 回ともすべて奇数の目が出る。

　(ii)　2 回奇数の目が出て，1 回が 2 か 6 が出る。

(i)は $3^3=27$ 通り。(ii)は $3^2\times2\times{}_3C_1=54$ 通り

したがって，X が 4 の倍数とならない確率は

$\qquad \dfrac{27+54}{216}=\dfrac{3}{8}$

であるので，X が 4 の倍数となる確率は，

$\qquad 1-\dfrac{3}{8}=\boxed{\dfrac{5}{8}}$

問5　$y=2x^3-3x=f(x)$ とすると，

$\qquad f'(x)=6x^2-3$

$\qquad f'(1)=3$

したがって，$(1,\ -1)$ における C の接線 ℓ の方程式は

$\qquad y-(-1)=3(x-1)$　$\therefore\quad y=\boxed{3}x-\boxed{4}$

C と ℓ の共有点の座標は

$$\begin{cases} y = 2x^3 - 3x \\ y = 3x - 4 \end{cases}$$ の実数解である。

x 座標は,

$2x^3 - 3x = 3x - 4$ より

$\qquad 2x^3 - 6x + 4 = 0$

$\qquad 2(x-1)^2(x+2) = 0$

$\qquad \therefore \quad x = 1, \ -2$

したがって, 共有点のうち接点でない方の座標は

$(-2, \ -10)$ である。

C と ℓ によって囲まれる図形は右図の斜線部分なので, この面積 S は,

$$S = \int_{-2}^{1} \{f(x) - (3x-4)\}dx$$

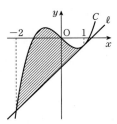

$$= \int_{-2}^{1} (2x^3 - 6x + 4)dx$$

$$= \left[\frac{1}{2}x^4 - 3x^2 + 4x \right]_{-2}^{1}$$

$$= \boxed{\frac{27}{2}}$$

Ⅱ

〔解答〕

(ア)	(イ)	(ウ)	(エ)	(オ)	(カ)	(キ)	(ク)	(ケ)	(コ)	(サ)
1	3	2	3	1	2	5	6	5	1	6

〔出題者が求めたポイント〕

平面ベクトル

問1 D は CO と AB の交点であるから, $\overrightarrow{\text{OD}}$ を2通りに表して係数比較でもよい。

問2 問1の経過から容易に分かる。

問3 $2\overrightarrow{\text{OA}} + 4\overrightarrow{\text{OB}} + 5\overrightarrow{\text{OC}} = \vec{0}$ で $5\overrightarrow{\text{OC}}$ を移項して, 絶対値をとって2乗すると, 内積 $\overrightarrow{\text{OA}} \cdot \overrightarrow{\text{OB}}$ を得ることができる。

〔解答のプロセス〕

問1 $2\overrightarrow{\text{OA}} + 4\overrightarrow{\text{OB}} + 5\overrightarrow{\text{OC}} = \vec{0}$ …①

を変形して

$$\frac{2\overrightarrow{\text{OA}} + 4\overrightarrow{\text{OB}}}{6} = -\frac{5}{6}\overrightarrow{\text{OC}} \quad \text{とすると}$$

$$-\frac{5}{6}\overrightarrow{\text{OC}} = \frac{1}{3}\overrightarrow{\text{OA}} + \frac{2}{3}\overrightarrow{\text{OB}} \quad \cdots ②$$

一方, 辺 AB 上に AD′：D′B ＝ 2：1 となる点 D′ をとると, $\overrightarrow{\text{OD}'} = \frac{1}{3}\overrightarrow{\text{OA}} + \frac{2}{3}\overrightarrow{\text{OB}}$ …③

②, ③より $-\frac{5}{6}\overrightarrow{\text{OC}} = \overrightarrow{\text{OD}'}$ であるから, 点 D′ は直線 CO 上の点でもあるので, 点 D に一致する。

したがって, $\overrightarrow{\text{OD}} = \boxed{\frac{1}{3}}\overrightarrow{\text{OA}} + \boxed{\frac{2}{3}}\overrightarrow{\text{OB}}$

問2 問1より AD：DB ＝ 2：1 であるから,

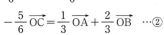

$\dfrac{\text{DB}}{\text{AD}} = \boxed{\dfrac{1}{2}}$, また $-\dfrac{5}{6}\overrightarrow{\text{OC}} = \overrightarrow{\text{OD}}$ であるから

$$\frac{\text{OD}}{\text{OC}} = \boxed{\frac{5}{6}}$$

問3 ①を変形して $2\overrightarrow{\text{OA}} + 4\overrightarrow{\text{OB}} = -5\overrightarrow{\text{OC}}$ とし, 絶対値をとって2乗すると

$$|2\overrightarrow{\text{OA}} + 4\overrightarrow{\text{OB}}|^2 = |-5\overrightarrow{\text{OC}}|^2$$

$$4|\overrightarrow{\text{OA}}|^2 + 16\overrightarrow{\text{OA}} \cdot \overrightarrow{\text{OB}} + 16|\overrightarrow{\text{OB}}|^2 = 25|\overrightarrow{\text{OC}}|^2$$

円 O の半径は1なので $|\overrightarrow{\text{OA}}| = |\overrightarrow{\text{OB}}| = 1$ であるから,

$$4 + 16\overrightarrow{\text{OA}} \cdot \overrightarrow{\text{OB}} + 16 = 25$$

$$\therefore \quad \overrightarrow{\text{OA}} \cdot \overrightarrow{\text{OB}} = \frac{5}{16}$$

$\overrightarrow{\text{OA}}$ と $\overrightarrow{\text{OB}}$ のなす角が θ のとき

$\overrightarrow{\text{OA}} \cdot \overrightarrow{\text{OB}} = 1 \times 1 \times \cos\theta = \cos\theta$ であるから,

$$\cos\theta = \boxed{\frac{5}{16}}$$

化　学

解答　　3年度

Ⅰ

〔解答〕

問1 ㋐c ㋑f ㋒a ㋓b ㋔e ㋕k ㋖h ㋗d

問2 ⓐ1 ⓑ2　　問3 b　　問4 ④4 ⓑ5

問5 ⓐ2 ⓑ2 ⓒ2

〔出題者が求めたポイント〕

気体の法則，気体分子の熱運動，混合物の温度
水溶液の凝固点

〔解答のプロセス〕

問1　ボイルの法則：温度一定のとき，一定量の気体の
体積 V は圧力 p に反比例する。$pV = p'V'$

シャルルの法則：圧力一定のとき，一定量の気体の
体積 V は絶対温度 T に比例する。$\dfrac{V}{T} = \dfrac{V'}{T'}$

ボイル・シャルルの法則：一定量の気体の体積 V は
圧力 p に反比例し絶対温度 T に比例する。

$$\frac{pV}{T} = \frac{p'V'}{T'} = 一定$$

凝固点降下：不揮発性溶質を溶かした溶液の凝固点
は純溶媒の凝固点より低く，凝固点降下度は溶質粒子
の質量モル濃度に比例する。

問2　ボイル・シャルルの法則より，圧力一定のとき一
定量の気体の体積 V は絶対温度 T に比例する。よって

$$\frac{V}{T} = \frac{6.0\,L}{(273+27)\,K} = \frac{x\,[L]}{(273+327)\,K}$$
$$x = 12\,[L]$$

問3　温度が高くなると速さの大きい気体の数が増える
ので，気体分子数の割合のグラフは右に移動するが，
速さの割合の集中度は小さくなりグラフの山は低くな
る→図 b が該当。

問4　0℃の氷 90 g が融けるとき吸収する熱量 q_1 は

$$6.0\,kJ/mol \times \frac{90\,g}{18.0\,g/mol} = 30\,kJ = 3.0 \times 10^4\,J$$

80℃の水 100 g が 0℃になるとき放出する熱量 q_2 は

$$100\,g \times 4.2\,J/(g \cdot K) \times 80\,K = 3.36 \times 10^4\,J$$

$q_1 < q_2$ であるから，氷はすべて融けて x[℃]の水
になる。このとき 吸収する熱量＝放出する熱量 より

$$3.0 \times 10^4 + 90 \times 4.2 \times x\,[J] = 100 \times 4.2 \times (80-x)\,[J]$$
$$798x = 3600 \qquad x = 4.51 ≒ 4.5\,[℃]$$

問5　塩化カルシウム（式量 111.0）を x[g]とすると水
1 kg あたりでは $x \times \dfrac{1000}{200}$ [g]で $\dfrac{5x}{111.0}$ [mol]。

$CaCl_2$ は $Ca^{2+} + 2Cl^-$ と電離するので，溶質粒子の質
量モル濃度は $\dfrac{5x}{111.0} \times 3\,mol/kg$

よって凝固点降下の式　$\Delta t = K_f m$　より

$$0.555\,K = 1.85\,K \cdot kg/mol \times \frac{5x}{111.0} \times 3\,mol/kg$$
$$x = 2.22\,[g]$$

Ⅱ

〔解答〕

問1 A：g，B：a，C：d，D：e，E：h，F：f
G：b，H：c

問2 d　　問3 a　　問4 a, d　　問5 c

問6 ⓐ3 ⓑ0

〔出題者が求めたポイント〕

金属イオンの推定と性質

〔解答のプロセス〕

問1, 2　実験Ⅰ　塩酸で白色沈殿が生じるのは Ag^+ と
Pb^{2+}。$PbCl_2$ は熱水に溶けるが $AgCl$ は溶けないので
A は Pb^{2+}，B は Ag^+ を含むとわかる。

実験Ⅱ　硫化物が黒色なのは PbS，Ag_2S，CuS なの
で C は Cu^{2+} を含むとわかる。また酸化作用があり
H_2S から S を遊離させるのは Fe^{3+}。

$$2Fe^{3+}（黄褐色）+ H_2S$$
$$\longrightarrow 2Fe^{2+}（淡緑色）+ 2H^+ + S$$

よって D は Fe^{3+} を含むとわかる。

実験Ⅲ　Fe^{3+} はヘキサシアニド鉄（Ⅱ）酸カリウム
$K_4[Fe(CN)_6]$ により紺青の濃青色沈殿をつくる。

実験Ⅳ　塩基性水溶液から硫化物が沈殿するのは
Fe^{2+} 以外に Mn^{2+} と Zn^{2+}。MnS は淡赤色，ZnS は白
色なので E は Zn^{2+}，F は Mn^{2+} を含むとわかる。

実験Ⅴ　少量のアンモニア水で生じる沈殿は水酸化物。
$$D \longrightarrow Fe(OH)_3 \quad E \longrightarrow Zn(OH)_2$$
G は残る Al^{3+}，Ca^{2+} のうち $Al^{3+} \longrightarrow Al(OH)_3$。
Ca^{2+} の水酸化物は沈殿しない。よって G は Al^{3+}，H
は Ca^{2+} を含むとわかる。

E の沈殿の $Zn(OH)_2$ は過剰の NH_3 水には錯イオ
ンをつくって溶け，G の沈殿の $Al(OH)_3$ は両性水酸
化物なので過剰の NaOH に溶ける。

$$Al(OH)_3 + OH^- \longrightarrow [Al(OH)_4]^-$$
テトラヒドロキシドアルミン酸イオン

実験Ⅵ　Ca^{2+} は CO_3^{2-} と沈殿をつくる。

$$Ca^{2+} + CO_3^{2-} \longrightarrow CaCO_3（白）$$

$CaCO_3$ は過剰の CO_2 に溶ける。

$$CaCO_3 + H_2O + CO_2 \longrightarrow Ca(HCO_3)_2$$

問3　$Zn(OH)_2 + 4NH_3 \longrightarrow [Zn(NH_3)_4]^{2+} + 2OH^-$
テトラアンミン亜鉛（Ⅱ）イオン

4配位の錯イオンは一般に正四面体形である（Cu^{2+}
の錯イオンは正方形）。

問4　a. Ca^{2+} は炎色反応（橙赤色）を示すが Mg^{2+} は示
さない。

b, c. どちらも塩基性酸化物で該当する。

d. $Ca(OH)_2$ は強塩基，$Mg(OH)_2$ は弱塩基である。

e, f. どちらも該当する。

問5　Al^{3+} の電子配置は K 殻 2 個，L 殻 8 個で Ne 原子
と同じで，O^{2-}，F^-，Na^+，Mg^{2+} とも同じである。
Cl^- と K^+ は Ar 原子と同じ電子配置で K 殻 2 個，L 殻

8個，M殻8個である。

問6 Fe原子の電子は 23＋3＝26個 なので陽子の数も26。よって

中性子数＝質量数－陽子数＝56－26＝30

Ⅲ

〔解答〕

問1 ⓐ5 ⓑ0 ⓒ0 ⓓ5

問2 ⑦8 ⑦5 ⑦4 問3 ④2 ④10 ⑦8

問4 ⓐ3 ⓑ7 ⓒ5 ⓓ5

問5 ⓐ1 ⓑ5 ⓒ0 ⓓ5

問6 ⓐ3 ⓑ5 ⓒ0 ⓓ5

問7 ⓐ4 ⓑ3 ⓒ8 ⓓ5

問8 ⓐ1 ⓑ4 ⓒ0

〔出題者が求めたポイント〕

COD（化学的酸素要求量）

〔解答のプロセス〕

問1 溶質の物質量＝モル濃度×溶液の体積(L)

$$= 5.00 \times 10^{-3} \, \text{mol/L} \times \frac{10.0}{1000} \, \text{L} = 5.00 \times 10^{-5} \, \text{mol}$$

問2 Oの数より⑦＝4，Hの数より⑦＝8，両辺の電荷より⑦＝5である。

なおMnの酸化数がMnO$_4^-$の＋7からMn^{2+}の＋2に5減少しているからe$^-$の数⑦＝5である。

問3 Mnの数より④＝2，Cの数より④＝10，Oの数（Hの数）より⑦＝8である。

問4 $5.00 \times 10^{-3} \, \text{mol/L} \times \frac{7.50}{1000} \, \text{L} = 3.75 \times 10^{-5} \, \text{mol}$

問5 問3の式より Na$_2$C$_2$O$_4$ 5mol と反応する KMnO$_4$ は 2mol とわかるから

$$3.75 \times 10^{-5} \, \text{mol} \times \frac{2}{5} = 1.50 \times 10^{-5} \, \text{mol}$$

問6 問1と問5より

$$5.00 \times 10^{-5} \, \text{mol} - 1.50 \times 10^{-5} \, \text{mol} = 3.50 \times 10^{-5} \, \text{mol}$$

問7 問2の式と問7の式より，KMnO$_4$ 1mol と同じ物質量のe$^-$（5mol）を受け取る O$_2$ は 5/4mol とわかるから $3.50 \times 10^{-5} \, \text{mol} \times \frac{5}{4} = 4.375 \times 10^{-5}$

$$\fallingdotseq 4.38 \times 10^{-5} \, \text{mol}$$

問8 試料水 1.00L あたりの酸素必要量は問7の10倍であるから

$$32.0 \times 10^3 \, \text{mg/mol} \times 4.375 \times 10^{-5} \times 10 \, \text{mol} = 14.0 \, \text{mg}$$

Ⅳ

〔解答〕

問1 ⑦a ④c ⑦e ④c ⑦e ⑦b

問2 Ah Bd Cc Da

問3 ⓐ1 ⓑ8 ⓒ4

問4 b 問5 c

〔出題者が求めたポイント〕

アミノ安息香酸エチルの合成

〔解答のプロセス〕

問1,2 反応A 濃H$_2$SO$_4$ は触媒でHNO$_3$ が反応してベンゼン環にニトロ基④を導入する（ニトロ化Ⓐ）。

p−ニトロトルエン

反応B KMnO$_4$ は酸化剤で，側鎖の−CH$_3$⑦を酸化Ⓑして−COOH⑦にする。

p−ニトロ安息香酸

反応C Sn＋HCl で発生する水素で−NO$_2$ を還元Ⓒして−NH$_2$⑦にするが，HClにより先ず−NH$_3$Cl になるので中和する。

p−アミノ安息香酸

反応D 濃硫酸の触媒でカルボン酸にエタノールを作用するとエステル化Ⓓが起こり，−COOH⑦が−COOCH$_2$CH$_3$ になり，p−アミノ安息香酸エチルが得られる。

問3 トルエン（分子量92.0）1mol からアミノ安息香酸エチル（分子量165）1mol が得られるから

$$\frac{x \, [\text{g}]}{92.0 \, \text{g/mol}} = \frac{3.30 \, \text{g}}{165 \, \text{g/mol}} \qquad x = 1.84 \, [\text{g}]$$

問4 エステル化ではカルボキシ基の−OHとアルコールの−Hから H$_2$O が生じるので，設問のO原子はエタノール由来のものである。

RCOOH HOR′ ⟶ RCOOR′＋H$_2$O

問5 (a)誤り 触媒は平衡を移動させない。

(b)誤り 水の減少方向の左に平衡が移動しエステルは減少する。

(c)正 水が生じる方向の右に平衡が移動しエステルは増える。

令和2年度

問　題　と　解　答

英　語

問題
（60分）

A 日程

2年度

I　次の英文を読み、設問に答えなさい。（32点）

1　　　The cobra is known around the world as an extremely fierce and venomous*
(1)
snake. It aggressively attacks anyone it considers its enemy. In South Asia,
thousands of people die from snakebites every year, and cobras are involved in
(2)
more than 30 percent of those life-ending snakebites.

2　　　Whenever a cobra senses a nearby threat, it spreads its neck to make a
(3)
hood. Then it targets and shoots its venom* at the threat using its fangs*.
Because of this danger, people tend to stay away from areas where cobras live,
and in most places try to kill cobras whenever they find them. The snakes, too,
prefer to avoid places inhabited by humans.
(4)

3　　　However, in a group of three villages in the eastern Indian state of West
Bengal, cobras are a big part of the villagers' everyday lives — and yet they are
anything but deadly. Covering an area of 4-5 square kilometers, the villages in the
Bardhaman district are home to at least 6,000 cobras. The villagers and the cobras
do not fear each other. In fact, nearly two out of every three of the Bardhaman
(5)
cobras live inside the rooms or yards of the villagers.

4　　　Except during winter when the snakes go underground to sleep, at least

every second house in the three Bardhaman villages has a cobra lying quietly beneath the bed or in the kitchen. The snake is like a pet cat or dog, largely uninterested in the people around it. At night, some of the Bardhaman cobras even have a habit of sliding up and onto the beds of villagers. Such a situation
(6)
does not worry the villagers at all. To them, the snakes are not cobras at all but
(7)
Jhankeswaree — the living incarnation* of a snake goddess.

5　　　Around 50 people get bitten by the Bardhaman cobras every year, but miraculously, none in the past 20 years has died from a bite or needed medical treatment. When people do get bitten, they are taken to the chief priest of the
(8)
local Jhankeswaree temple. There, the priest applies some mud from the temple pond to the wound and sings some special songs in praise of the snake goddess. The villagers believe that this process kills the venom immediately.

(Source: *Reading Trek!*, Kinseido, 2019)

（注）　venomous*　　有毒な

　　　　venom*　　　　毒

　　　　fang*　　　　　毒牙

　　　　incarnation*　化身

問1　下線部(1)～(8)の文中での意味として最も適切なものを、(A)～(D)の中から一つ選びなさい。

(1)　(A)　dependent　　(B)　sensitive　　(C)　violent　　(D)　poisonous

(2)　(A)　connected to　(B)　represented by　(C)　calculated by　(D)　restricted to

(3)　(A)　inspects　　(B)　measures　　(C)　follows　　(D)　feels

(4)　(A)　occupied　　(B)　vacated　　(C)　built　　(D)　observed

(5)　(A)　over　　(B)　exactly　　(C)　almost　　(D)　closely

(6)　(A)　system　　(B)　routine　　(C)　policy　　(D)　design

(7)　(A)　enrage　　(B)　bother　　(C)　sadden　　(D)　depress

(8)　(A)　experiment　　(B)　observation　　(C)　training　　(D)　care

問2　(1)～(4)の質問の答えとして最も適切なものを、(A)～(D)の中から一つ選びなさい。

(1)　According to paragraphs 1 and 2, which of the following is true?

    (A)　Cobras and humans don't often live in the same places.

    (B)　Cobras are the leading cause of death in South Asia.

    (C)　Cobras kill more people than any other type of snake.

    (D)　Cobras are threatened by people wearing hoods.

(2)　According to paragraph 3, which of the following is true?

    (A)　Four to five square kilometers of the village are covered in snakes.

    (B)　Most of the snakes live outside of villagers' homes.

    (C)　Living with cobras is normal for some people.

    (D)　The cobras in Bardhaman are exceptionally dangerous.

(3)　According to paragraph 4, which of the following is true?

    (A)　Snakes like cats and dogs better than humans.

    (B)　Cobras tend to be inactive when it is cold.

    (C)　Religion and cobras are unrelated in Bardhaman.

    (D)　To avoid cobras in Bardhaman, it is best to sit on furniture.

(4)　According to paragraph 5, which of the following is true?

    (A)　Villagers have strong faith in their religious practices.

    (B)　Snakebites take 50 lives every year in Bardhaman.

    (C)　The chief priest in Bardhaman is a licensed medical doctor.

    (D)　Miracles happened more than 20 years ago in Bardhaman.

Ⅱ 次の各文の空所に入る最も適切なものを、(A)～(D)の中から一つ選びなさい。(24点)

1. I asked him to let me ＿＿＿＿＿＿ when he made up his mind what to do.
   (A) to know   (B) know   (C) knowing   (D) knew

2. Everyone has to ＿＿＿＿＿＿ a three-page form in order to have their licenses renewed.
   (A) fill out   (B) read about   (C) write about   (D) think out

3. You must try your hardest if you want to ＿＿＿＿＿＿ the family business.
   (A) achieve   (B) perform   (C) accomplish   (D) succeed

4. I wonder what prevented Sally ＿＿＿＿＿＿ attending this program.
   (A) against   (B) to   (C) from   (D) with

5. After reading her letter, I came to the ＿＿＿＿＿＿ that she was really a very kind person.
   (A) conclusion   (B) result   (C) suggestion   (D) destination

6. I failed the final exam for the course. I wish I ＿＿＿＿＿＿ harder.
   (A) would studied   (B) studied   (C) have studied   (D) had studied

7. Not all people who ＿＿＿＿＿＿ law become lawyers.
   (A) take in   (B) master for   (C) major in   (D) study for

8. Your help is ＿＿＿＿＿＿ to the success of this project.
   (A) vital   (B) counting   (C) complete   (D) appropriate

9. It's very interesting to watch them ＿＿＿＿＿＿ a new building.
   (A) to construct   (B) constructs   (C) constructing   (D) constructed

10. It is hard for anyone to ＿＿＿＿＿＿ to a new environment.
    (A) get use   (B) make use   (C) make used   (D) get used

11. The saying _____ : "Heaven helps those who help themselves."

    (A) tells   (B) goes   (C) speaks   (D) spreads

12. Nowadays, pilots need to obey a _____ law against drinking alcohol.

    (A) hard   (B) big   (C) wicked   (D) strict

III　次の日本文の意味を表すように下記の語句を並べかえて英文を完成させるとき、（ 1 ）～（ 15 ）に入る語句の記号を答えなさい。ただし、文頭に置かれる語句もすべて小文字で表記されています。(15点)

1．他の条件が同じであれば、より簡単な手法の方が望ましい。

All （　1　）（　　　）（　　　）（　2　）,（　　　）（　　　）（　3　）better.

(A) other 　　　(B) simpler 　　　(C) being 　　　(D) equal

(E) methods 　　(F) things 　　　(G) are

2．みんな彼の説を信じていたが、それが間違いであることが分かった。

Everyone believed his theory, but （　4　）（　　　）（　　　）（　5　）（　　　）（　　　）（　6　）.

(A) out 　　　(B) to 　　　(C) it 　　　(D) wrong

(E) turned 　(F) has 　　(G) be

3．正直言って、自分の面倒を見るだけで精いっぱいだ。

To be honest, I （　7　）（　　　）（　　　）（　8　）（　　　）（　　　）（　9　）myself.

(A) of 　　　(B) to do 　　　(C) enough 　　　(D) take

(E) care 　　(F) to 　　　　(G) have

4．その映画が大ヒットすることをみんなが期待していた。

（　10　）（　　　）（　　　）（　11　）（　　　）（　12　）（　　　）.

(A) the movie 　　(B) a 　　　(C) hit 　　　(D) expected

(E) to be 　　　　(F) everyone 　(G) big

5．二度とそのようなことが起こらないようにします。

（　13　）（　　　）I（　　　）（　14　）（　　　）（　　　）（　15　）.

(A) I 　　　(B) again 　　　(C) happen 　　　(D) let

(E) promise 　(F) it 　　　　(G) won't

Ⅳ　会話を読み、設問に答えなさい。（14点）

問1　次の会話の空所に最も適切なものを、(A)～(D)の中から一つ選びなさい。

1.　Chie:　Did you go out with Takeshi last night?

　　Judy:　Yeah, we just went to see a movie, though.

　　Chie:　Do you really like him? Are you going to go on a date again?

　　Judy:　_____

　　　　(A)　Sure! He's a great person.

　　　　(B)　I shouldn't have let her go.

　　　　(C)　That's why I told you.

　　　　(D)　Mind the gap.

2.　[at a restaurant]

　　Henry:　Well, it's time to go home.

　　Jane:　Oh, look at the time. How much do I owe you?

　　Henry:　_____

　　Jane:　Thanks. I'll treat you next time.

　　　　(A)　Let me pay you later.

　　　　(B)　We should split the bill.

　　　　(C)　Don't get me wrong.

　　　　(D)　It's on me.

問2　会話の内容をもとに、最も適切なものを(A)～(D)の中から一つ選びなさい。

1. Tourist: Excuse me. I'm looking for a good souvenir.

   Clerk: What sort of gift do you have in mind?

   Tourist: Something small and easy to carry.

   Clerk: I see. How about these silver coins?

   According to the conversation, which of the following is true?

   　　(A)　The tourist is looking for a souvenir he can eat.

   　　(B)　The clerk cannot provide a suitable souvenir.

   　　(C)　The clerk's suggestion matches the tourist's request.

   　　(D)　There is a big sale on souvenirs at the shop.

2. Vivienne: I heard you started working at McDenny's.

   Ken: Yeah, just a few hours a week for now.

   Vivienne: How do you like it so far?

   Ken: It seems OK, I guess. Everyone is pretty friendly.

   According to the conversation, which of the following is true?

   　　(A)　Ken and Vivienne both work at the same place.

   　　(B)　Ken got a new part-time job recently.

   　　(C)　Ken got fired from his job.

   　　(D)　Ken works full time at McDenny's.

V 資料を読み、設問に答えなさい。（15点）

問1　次の広告を読み、最も適切なものを(A)～(D)の中から一つ選びなさい。

🍑 PICK YOUR OWN PEACHES 🍑

Fredericksberg Orchards has the most delicious peaches in Central Texas. Come during harvest season and you can pick your own peaches — right off the tree! You know they're fresh when you pick them yourself. Pay by the basket or by the pound.

Prices: $30 per large basket (approximately 30 pounds),
$10 per small basket (approximately 8 pounds),
$1.80 per pound for smaller amounts.

Hours: 8 a.m. to 3 p.m. Monday to Thursday,
8 a.m. to 7 p.m. Friday and Saturday,
9 a.m. to 1 p.m. Sunday.

Note that we are only open for pick-your-own-peaches during the peach harvest season, which runs from late May to early August. You should try to come in the morning if you want the best peaches. If you'd like to bring your family later on a weekday afternoon or in the early evening, please call us at (512) 306-1836 to reserve a time.

(Source: *TOEIC® Listening and Reading Test 550*, Eihosha, 2018)

1. What should you do if you want to pick peaches with your family on a Sunday in April?

   (A) You should give up your plan or go somewhere else.

   (B) You should visit the orchard in the morning.

   (C) You should call the staff to make a special request.

   (D) You should pay by the basket, not by the pound.

2. According to the ad, which of the following is true?

   (A) You can grow your own peach tree and harvest the peaches.

   (B) You can enjoy picking your own peaches in the evening on Sundays.

   (C) You should come in the afternoon if you want the best peaches.

   (D) You can pay by the basket if you want a lot of peaches.

問2　グラフをもとに、最も適切なものを(A)～(D)の中から一つ選びなさい。

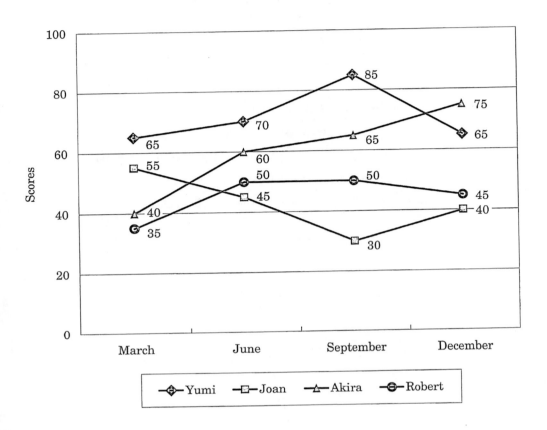

Students' Test Scores for 2018

(作成: SUE2019)

(1) Which of the following correctly describes what this graph indicates?

(A) The test scores of four students over two years.

(B) The average marks for the four students in 2018.

(C) The quarterly results of four students' test scores in 2018.

(D) Which month's test is the most likely to be well-attended in 2018.

(2) Whose test scores improved the most over the whole period?

(A) Yumi's.

(B) Joan's.

(C) Akira's.

(D) Robert's.

(3) According to this graph, which of the following is true?

(A) The difference between Yumi's best and worst scores is greater than the difference between those of Akira.

(B) Joan's test scores continued to fall during the entire period.

(C) Yumi had the best score on each of the tests in 2018.

(D) Robert's worst score is higher than Joan's.

数　学

問題

(60分)

A日程

2年度

$\boxed{\text{I}}$　次の問1〜問5の空欄 $\boxed{(\text{ア})}$ 〜 $\boxed{(\text{ソ})}$ に当てはまる整数を 0〜9 から1つ選び，該当する解答欄にマークせよ。ただし，分数は既約分数で表せ。(75点)

問1．a を正の実数とする。2つの集合 $A = \{ x \mid |x| < a,\ x\ は実数 \}$，

$B = \{ x \mid |x - 1| \geqq 2,\ x\ は実数 \}$ について，$A \cap B = \phi$（空集合）となるとき，

$\boxed{(\text{ア})} < a \leqq \boxed{(\text{イ})}$ である。また，$A \cup \overline{B} = A$ となるとき，$a \geqq \boxed{(\text{ウ})}$ である。

問2．整式 $P(x)$ を $x^2 - 2x + 3$ で割ると余りは $2x - 5$，$x + 1$ で割ると余りは 11 である。

このとき，$P(x)$ を $(x^2 - 2x + 3)(x + 1)$ で割った余りは

$\boxed{(\text{エ})}\, x^2 - \boxed{(\text{オ})}\, x + \boxed{(\text{カ})}$ である。

問3．a は $0 < a < 1$ を満たす定数とする。$0 \leqq x \leqq 2\pi$ の範囲で，$\cos(\pi \sin x) = a$ を満たす x は $\boxed{(\text{キ})}$ 個ある。

問4．$x,\ y$ を実数とする。$3^x = 5^y = a$，$\dfrac{1}{x} + \dfrac{1}{y} = \dfrac{1}{2}$ を満たす定数 a の値は

$\boxed{(\text{ク})}\boxed{(\text{ケ})}\boxed{(\text{コ})}$ である。

問5．x を実数とし，$f(x) = -2x^2 - 4x + 8$，$g(x) = x^2 + 1 + |x^2 - 1|$ とする。2つのグラフ $y = f(x)$，$y = g(x)$ の交点の x 座標は，$x = -\boxed{(\text{サ})}$，$\boxed{(\text{シ})}$ である。また，この2つのグラフで囲まれた部分の面積は $\dfrac{\boxed{(\text{ス})}\boxed{(\text{セ})}}{\boxed{(\text{ソ})}}$ である。

Ⅱ 次の問1〜問3の空欄 （ア） 〜 （コ） に当てはまる整数を0〜9から1つ選び，該当する解答欄にマークせよ。（25点）

$\dfrac{5}{37}$ を小数で表したときの小数第 n 位の数を a_n（$n = 1, 2, 3, \cdots$）とする。

問1．$a_1 = $ （ア） ，$a_2 = $ （イ） ，$a_3 = $ （ウ） ，$a_4 = $ （エ） である。

問2．$\displaystyle\sum_{k=1}^{30} a_k = $ （オ）（カ） である。

問3．$\displaystyle\sum_{k=1}^{30} ka_k = $ （キ）（ク）（ケ）（コ） である。

化 学

問題
（60分）

A 日程

2年度

解答にあたって必要ならば，次の数値を用いよ。

原子量　H = 1.0, C = 12.0, N = 14.0, O = 16.0, Al = 27.0, Ca = 40.0

気体定数　$R = 8.30 \times 10^3 \, \text{Pa} \cdot \text{L}/(\text{K} \cdot \text{mol})$

I 次の文を読み，問1～6に答えよ。（25点）

　アルミニウムの単体は，冷水や熱水とは反応しないが，高温水蒸気とは反応して水素を発生する。また，アルミニウムは，下式（1）および（2）に示すように酸とも塩基とも反応するため，①両性元素（両性金属）に分類される。

$$2\,\text{Al} + \boxed{\text{ア}}\,\text{HCl} \longrightarrow \boxed{\text{イ}}\,\text{AlCl}_3 + 3\,\text{H}_2 \quad \cdots\cdots\cdots\cdots\cdots\cdots（1）$$

$$\boxed{\text{ウ}}\,\text{Al} + \boxed{\text{エ}}\,\text{NaOH} + \boxed{\text{オ}}\,\text{H}_2\text{O} \longrightarrow \boxed{\text{カ}}\,\text{Na[Al(OH)}_4] + 3\,\text{H}_2 \quad \cdots\cdots（2）$$

　アルミニウムの結晶構造は，単位格子をつくる立方体の各面の中心と各頂点に，それぞれ原子が位置する面心立方格子であり，単位格子中に含まれるアルミニウム原子の数は4個である。

　いま，②不純物を含むアルミニウムの粉末がある。この粉末5.0 gに塩酸を加えて完全に溶かしたところ，0.24 molの水素が発生した。

問1　下線部①の両性金属に分類されるものをa～fからすべて選んでマークせよ。

　　a．亜鉛　　　　　　　　b．カルシウム　　　　　　c．スズ

　　d．ナトリウム　　　　　e．鉛　　　　　　　　　　f．マグネシウム

問2　式（1）および（2）の $\boxed{\text{ア}}$ ～ $\boxed{\text{カ}}$ に該当する数字をそれぞれマークせよ。

問3　下線部②の粉末中に含まれるアルミニウムの物質量を $\boxed{\text{a}}$. $\boxed{\text{b}}$ × 10^{-} $\boxed{\text{c}}$ molと表すとき，a～cに該当する数字をそれぞれマークせよ。ただし，不純物は塩酸と反応しないものとする。

問4　下線部②の粉末のアルミニウムの純度を質量パーセントで $\boxed{\text{a}}$ $\boxed{\text{b}}$ ％と表すとき，aおよびbに該当する数字をそれぞれマークせよ。

問5　アルミニウムの単位格子の一辺の長さを a [cm]，アルミニウム原子1個の質量を b [g] とするとき，アルミニウムの結晶の密度は $\dfrac{\text{X}}{\text{Y}}$ と表される。 X および Y に最も適するものをそれぞれ1～7から選んでマークせよ。

1．a　　　2．a^2　　　3．a^3　　　4．b　　　5．$2b$　　　6．$\sqrt{2} \times b$　　　7．$4b$

問6　アルミニウムの単位格子の一辺の長さを a cm とするとき，アルミニウム原子の半径は Z cm と表される。 Z に該当する式を1～7から選んでマークせよ。

1．$\dfrac{\sqrt{a}}{4}$　　　　2．$\dfrac{\sqrt{2} \times a}{4}$　　　　3．$\dfrac{\sqrt{2}}{4a}$　　　　4．$\dfrac{4a}{\sqrt{2}}$

5．$\dfrac{a}{4}$　　　　6．$\dfrac{4a^2}{\sqrt{2}}$　　　　7．$\dfrac{\sqrt{2}}{4a^2}$

Ⅱ　次の文を読み，問1～8に答えよ。（27点）

　純水に酸や塩基を少量加えると，pHは大きく変化する。一方，弱酸とその塩，あるいは弱塩基とその塩の混合水溶液に，少量の酸や塩基を加えてもpHはあまり変化しない。このような作用を緩衝作用といい，緩衝作用のある溶液を緩衝液という。例えば，酢酸とその塩からなる緩衝液に酸を加えたときには ア の反応が進行し，塩基を加えたときには イ の反応が進行してpHの変化が緩和される。

　いま，1.000 mol/Lの酢酸水溶液250 mLを正確にはかりとり，これに水酸化ナトリウム0.1000 molを加えて完全に溶解させた後，純水を加えて全量を正確に500 mLとし，水溶液Aを調製した。

問1　 ア および イ に該当する化学反応式をa～dからそれぞれ選んでマークせよ。

　　a．$CH_3COOH \longrightarrow CH_3COO^- + H^+$

　　b．$CH_3COO^- + H^+ \longrightarrow CH_3COOH$

　　c．$CH_3COOH + OH^- \longrightarrow CH_3COO^- + H_2O$

　　d．$CH_3COO^- + H_2O \longrightarrow CH_3COOH + OH^-$

問2　酢酸の電離定数を表す式として，適切なものをa～dから選んでマークせよ。

　　a．$\dfrac{[CH_3COOH]}{[CH_3COO^-][H^+]}$　　　　　b．$\dfrac{[CH_3COO^-][H^+]}{[CH_3COOH]}$

　　c．$\dfrac{[CH_3COONa]}{[CH_3COO^-][Na^+]}$　　　　d．$\dfrac{[CH_3COO^-][Na^+]}{[CH_3COONa]}$

問3　下線部において，純水500 mLに10.00 mol/Lの塩酸1.000 mLを加えてよく撹拌した。この水溶液の水素イオン濃度を a . b c ×10⁻ d mol/Lと表すとき，a～dに該当する数字をそれぞれマークせよ。ただし，水溶液中のHClはすべて電離しているものとし，加えた塩酸の体積は無視できるものとする。

問4　水溶液Aの酢酸分子の濃度 $[CH_3COOH]$ を A mol/Lと表すとき， A に最も近い数値をa～gから選んでマークせよ。

　　a．0.10　　　　b．0.15　　　　c．0.20　　　　d．0.25　　　　e．0.30

　　f．0.35　　　　g．0.40

問5　水溶液 A の酢酸イオンの濃度 $[CH_3COO^-]$ を $\boxed{B}$ mol/L と表すとき，$\boxed{B}$ に最も近い数値を a ～ g から選んでマークせよ。

　　a．0.10　　　　b．0.15　　　　c．0.20　　　　d．0.25　　　　e．0.30

　　f．0.35　　　　g．0.40

問6　水溶液 A の水素イオン濃度 $[H^+]$ を $\boxed{a}.\boxed{b}\boxed{c} \times 10^{-\boxed{d}}$ mol/L と表すとき，a ～ d に該当する数字をそれぞれマークせよ。ただし，水溶液中の酢酸の電離定数 $K_a = 2.70 \times 10^{-5}$ mol/L とする。

問7　水溶液 A 500 mL に 10.00 mol/L の塩酸 1.000 mL を加えてよく撹拌した。この水溶液の水素イオン濃度 $[H^+]$ を $\boxed{a}.\boxed{b}\boxed{c} \times 10^{-\boxed{d}}$ mol/L と表すとき，a ～ d に該当する数字をそれぞれマークせよ。ただし，水溶液中の酢酸の電離定数 $K_a = 2.70 \times 10^{-5}$ mol/L とし，加えた塩酸の体積は無視できるものとする。

問8　水溶液に関する説明として適切なものを a ～ f から<u>すべて選んで</u>マークせよ。ただし，希釈による温度変化はないものとする。

　　a．0.1 mol/L の塩酸を純水で 10 倍に薄めると，pH は 1 上昇する。

　　b．0.1 mol/L の塩酸を純水で 10 倍に薄めると，pH は 1 低下する。

　　c．0.1 mol/L の塩酸を純水で 10 倍に薄めても，pH はほとんど変化しない。

　　d．水溶液 A を純水で 10 倍に薄めると，pH は 1 上昇する。

　　e．水溶液 A を純水で 10 倍に薄めると，pH は 1 低下する。

　　f．水溶液 A を純水で 10 倍に薄めても，pH はほとんど変化しない。

Ⅲ　次の文を読み，問1～7に答えよ。(25点)

　　周期表の $\boxed{A}$ 族に属するハロゲンの原子は，いずれも $\boxed{B}$ 個の価電子をもち，電子を $\boxed{C}$ 個取り入れて $\boxed{C}$ 価の陰イオンになりやすい。

　　①ハロゲンの単体は，いずれも二原子分子からなり，②有色である。また，融点や沸点は，原子番号が $\boxed{ア}$ ものほど高い。ハロゲンの単体は，いずれも陰イオンになりやすく，強い酸化力を示す。酸化力は原子番号が $\boxed{イ}$ ものほど大きい。③フッ素の単体は水と激しく反応し，酸素を発生する。また，塩素の単体は水に溶け，塩素水を生じる。塩素水では，塩素の一部が水と反応し，塩化水素 HCl と④次亜塩素酸 $HClO$ を生じる。

問1　$\boxed{A}$ ～ $\boxed{C}$ に該当する数字をそれぞれマークせよ。

問2　下線部①について，常温・常圧で固体であるものはどれか。a～dから選んでマークせよ。
　　　a．F_2　　　　　b．Cl_2　　　　　c．Br_2　　　　　d．I_2

問3　下線部②について，常温・常圧での Br_2 の色をa～fから選んでマークせよ。
　　　a．黄緑色　　　b．黒紫色　　　c．青白色　　　d．赤褐色
　　　e．淡黄色　　　f．緑白色

問4　$\boxed{ア}$ および $\boxed{イ}$ に該当する語句を，aあるいはbから選んでマークせよ。ただし，必要ならば繰り返し選んでよい。
　　　a．大きい　　　b．小さい

問5　下線部③の反応を下式で表すとき，$\boxed{X}$ ～ $\boxed{Z}$ に該当する数字をそれぞれマークせよ。
　　　$\boxed{X}\ F_2\ +\ \boxed{Y}\ H_2O\ \longrightarrow\ \boxed{Z}\ HF\ +\ O_2$

問6　ハロゲンに関する以下の反応式のうち，実際に反応が進行するものを a ～ f からすべて選んでマークせよ。

　　　a．$2\,KBr + Cl_2 \longrightarrow 2\,KCl + Br_2$

　　　b．$2\,KBr + I_2 \longrightarrow 2\,KI + Br_2$

　　　c．$2\,KI + Cl_2 \longrightarrow 2\,KCl + I_2$

　　　d．$2\,KI + Br_2 \longrightarrow 2\,KBr + I_2$

　　　e．$2\,KCl + Br_2 \longrightarrow 2\,KBr + Cl_2$

　　　f．$2\,KCl + I_2 \longrightarrow 2\,KI + Cl_2$

問7　下線部④の次亜塩素酸に関する記述として，正しいものを a ～ d からすべて選んでマークせよ。

　　　a．塩素の酸化数は + 2 である。

　　　b．酸素の酸化数は + 2 である。

　　　c．酸化作用を示す。

　　　d．漂白・殺菌作用を示す。

Ⅳ　次の文を読み，問1〜6に答えよ。(23点)

　有機化合物のうち，分子式が同じであり構造が異なる化合物を異性体という。エタノールとジメチルエーテルのように，原子のつながり方が異なる異性体を　A　という。

　同じ分子式 $C_4H_8O_2$ で表される5つの　A　（化合物 **V**〜**Z**）が，それぞれラベルの無い容器に入っている。そこで，どの容器にどの化合物が入っているかを決定するため，実験Ⅰ〜Ⅳを行った。また，別途，乾いた試験管に酢酸1.2gとエタノール1.0gを入れ，さらに濃硫酸を0.30g加えて加熱しながら5分間よく振り混ぜた。その後試験管に水を加えたところ，上層に油状の化合物を得た。

$$CH_3CH_2CH_2O\overset{\displaystyle O}{\overset{\displaystyle \|}{C}}H$$
V

$$CH_3CH_2CH_2\overset{\displaystyle O}{\overset{\displaystyle \|}{C}}OH$$
W

$$CH_3CH_2O\overset{\displaystyle O}{\overset{\displaystyle \|}{C}}CH_3$$
X

$$CH_3CH_2OCH_2\overset{\displaystyle O}{\overset{\displaystyle \|}{C}}H$$
Y

$$\overset{\displaystyle OH}{\overset{\displaystyle |}{C}}H_2CH_2CH_2\overset{\displaystyle O}{\overset{\displaystyle \|}{C}}H$$
Z

実験Ⅰ：化合物をアンモニア性硝酸銀水溶液に加えて加熱した。

実験Ⅱ：化合物を水酸化ナトリウム水溶液に加え，よく振り混ぜた。

実験Ⅲ：化合物を純水に溶かし，水溶液の水素イオン濃度を測定した。

実験Ⅳ：化合物に少量の金属ナトリウムを加えた。

問1　A　に該当する語句を a〜d から選んでマークせよ。
　　a．同位体　　　b．立体異性体　　　c．構造異性体　　　d．同族体

問2　実験Ⅰにより銀鏡を生じる化合物を **V**〜**Z** からすべて選んでマークせよ。

問3　実験Ⅱにより加水分解が進行する化合物を **V**〜**Z** からすべて選んでマークせよ。

問4　実験Ⅰ～Ⅳの結果から導き出される内容について，適切に述べられているものをa～eからすべて選んでマークせよ。

    a．化合物と容器の対応関係について，5つともすべて決定できる。

    b．化合物と容器の対応関係について，2つの化合物について決めることが出来ない。

    c．化合物と容器の対応関係について，3つの化合物について決めることが出来ない。

    d．化合物と容器の対応関係を全て決定するためには，二クロム酸カリウム水溶液との反応を行う必要がある。

    e．化合物と容器の対応関係を全て決定するためには，ヨードホルム反応を行う必要がある。

問5　下線部の油状化合物に該当するものを**V**～**Z**から選んでマークせよ。

問6　下線部において，加えた酢酸の50％が反応し，単一の油状化合物を得た。得られた油状化合物の質量を a ． b c g と表すとき，a～cに該当する数字をそれぞれマークせよ。

英　語

解答

2年度

I

〔解答〕

問1　(1) C　(2) A　(3) D　(4) A
　　(5) C　(6) B　(7) B　(8) D

問2　(1) A　(2) C　(3) B　(4) A

〔出題者が求めたポイント〕

問1

(1) fierce「獰猛な」。dependent「依存した」。sensitive「敏感な」。violent「暴力的な」。poisonous「有毒な」。

(2) involved in「〜に関与している」。connected to「〜に関係している」。represented by「〜によって代表される」。calculated by「〜で計算される」。restricted to「〜に限定される」。

(3) senses「感知する」。inspects「調査する」。measures「計測する」。follows「追いかける」。feels「感じる」。

(4) inhabited「居住された」。occupied「占居された」。vacated「空席になった」。built「建てられた」。observed「観察された」。

(5) nearly「ほとんど」。over「越えて」。exactly「正確に」。almost「ほとんど」。closely「接近して」。

(6) habit「習慣」。system「システム」。routine「（習慣的に）くり返すこと」。policy「政策」。design「デザイン」。

(7) worry「心配させる」。enrage「激怒させる」。bother「困らせる」。sadden「悲しませる」。depress「意気消沈させる」。

(8) treatment「治療」。experiment「実験」。observation「観察」。training「トレーニング」。care「ケア」。

問2

(1) 「第1段落と第2段落によれば、次のどれが正しいか？」

(A) コブラと人間は同じ場所に住んでいないことが多い。← 第2段落第3文に一致

(B) コブラは南アジアにおける主要な死因である。

(C) コブラは他の種類のヘビより多くの人を殺す。

(D) コブラはフードをかぶった人々に脅される。

(2) 「第3段落によれば、次のどれが正しいか？」

(A) 村の4〜5平方キロメートルはヘビに覆われている。

(B) ヘビのほとんどは村人の家の外に住んでいる。

(C) コブラと暮らすのが普通の人もいる。← 第3段落全体から

(D) バルダマーンのコブラは非常に危険だ。

(3) 「第4段落によれば、次のどれが正しいか？」

(A) ヘビは人間より猫や犬が好きだ。

(B) コブラは寒いと不活発になりがちだ。← 第4段落第1文に一致

(C) バルダマーンでは宗教とコブラは無関係だ。

(D) バルダマーンのコブラを避けるには、家具に座るのが一番だ。

(4) 「第5段落によれば、次のどれが正しいか？」

(A) 村人は自分たちの宗教的慣習を強く信じている。← 第5段落最終文に一致

(B) バルダマーンでは毎年50人の命が奪われている。

(C) バルダマーンの住職は医師免許を持っている。

(D) 奇跡は20年以上前にバルダマーンで起こった。

〔全訳〕

1　コブラは、きわめて獰猛で有毒なヘビとして世界中で知られている。それは敵とみなすもの何でも攻撃する。南アジアでは、毎年何千人もの人々がヘビにかまれて亡くなっており、その30%以上がコブラによるものだ。

2　コブラは近くで脅威を感じると、いつでも首を広げてフードを作る。そして、毒牙を使って敵めがけて毒を撃つ。この危険性のため、人々はコブラが生息する地域に近づかないようにしており、たいていの場所では、コブラを見つけると必ず殺そうとする。ヘビもまた、人間の住む場所を避けたがる。

3　しかし、インド東部の西ベンガル州にある3つの村では、コブラは村人の日常生活の中の主たる一部となっている ― それでも、まったく命取りにはなっていない。4〜5平方キロメートルの面積を持つバルダマーン地区の村には、少なくとも6,000匹のコブラが生息している。村人とコブラはお互いを恐れない。実際、バルダマーン・コブラの3匹に2匹は村人の部屋や庭に住んでいる。

4　冬にヘビが冬眠のために地下に潜っているときを除いて、少なくともバルダマーンの村の3軒に2軒は、ベッドの下か台所に静かに横たわるコブラがいる。ヘビはペットの猫や犬のようなもので、周りの人にはほとんど関心を持たない。夜になると、バルダマーン・コブラの中には、村人のベッドに滑り込む習性さえある。こうした状況を村人は全く心配していない。彼らにとって、このヘビはコブラではなく、ヘビの女神の化身であるジャンクスワーレなのだ。

5　バルダマーン・コブラに咬まれた人は毎年約50人に上るが、奇跡的にこの20年間、咬まれて死亡した人や医療を必要とした人はいない。人は咬まれると、地元のジャンクスワーレ寺院の住職のところへ運ばれる。そこで、住職は寺院の池の泥を傷に塗り、ヘビの女神を賛美する特別な歌を歌う。村人たちはこのプロセスが毒をすぐに殺菌するのだと信じている。

Ⅱ

〔解答〕

1. B　　2. A　　3. D　　4. C
5. A　　6. D　　7. C　　8. A
9. C　　10. D　　11. B　　12. D

〔出題者が求めたポイント〕

1. let は使役動詞なので、let + O + 動詞原形。
2. 「（用紙に）書き込む」は、fill out または fill in となる。
3. succeed「〜を継ぐ」。succeed the family business で「家業を継ぐ」。
4. prevent O from Ving「O が〜するのを妨げる」。
5. conclusion「結論」。result「結果」。suggestion「提案」。destination「目的地」。空欄の後ろの that は the conclusion の内容を示す、同格名詞節の that。
6. wish の後ろの節は仮定法。ここでは過去のことなので、仮定法過去完了となる。
7. major in「〜を専攻する」。
8. vital「不可欠な」。counting「集計」。complete「完全な」。appropriate「適切な」。
9. them（= O）と constructing（= C）の関係が能動なので現在分詞が正解。選択肢に construct（原形）があれば、それも可。
10. get used to 〜「〜に慣れる」。
11. the saying goes「ことわざが言う」。
12. hard「硬い、難しい」。big「大きい」。wicked「邪悪な」。strict「厳しい」。

〔問題文訳〕

1. 私は彼に、決心したら教えてくれるように頼んだ。
2. 免許証を更新してもらうには、誰でも 3 ページの用紙に記入しなければならない。
3. 家業を継ぎたいのなら、君はできる限りの努力しなければならない。
4. サリーはなぜこのプログラムに参加できなかったのだろうか。
5. 彼女の手紙を読んで、私は彼女が本当に親切な人だという結論に達した。
6. 私はそのコースの期末試験に落ちた。もっと勉強しておけばよかった。
7. 法律を専攻する人がみな弁護士になるわけではない。
8. このプロジェクトの成功には君の援助が不可欠だ。
9. 彼らが新しいビルを建築しているのを見るのはとても面白い。
10. 誰でも新しい環境に慣れるのは難しい。
11. ことわざは言う「天は自ら助くる者を助く」と。
12. 最近では、パイロットは飲酒を禁じる厳しい法律を守る必要がある。

Ⅲ

〔解答〕

1. (1) A　　(2) D　　(3) G
2. (4) C　　(5) A　　(6) D
3. (7) G　　(8) F　　(9) A

4. (10) F　　(11) E　　(12) G
5. (13) A　　(14) D　　(15) B

〔出題者が求めたポイント〕

正解の英文

1. All (other things being equal, simpler methods are) better.
2. Everyone believed his theory, but (it has turned out to be wrong).
3. To be honest, I (have enough to do to take care of) myself.
4. (Everyone expected the movie to be a big hit).
5. (I promise) I (won't let it happen again).

Ⅳ

〔解答〕

問 1
　1. A　　2. D
問 2
　1. C　　2. B

〔出題者が求めたポイント〕

問 1
　1.
　　(A)　もちろん！　彼はすばらしい人です。
　　(B)　彼女を行かせるべきではなかった。
　　(C)　だからボクは君に言ったんだ。
　　(D)　ホームと車両の隙間にお気をつけください。
　2.
　　(A)　後であなたに支払わせてください。
　　(B)　割り勘にしよう。
　　(C)　私を誤解しないでください。
　　(D)　私のおごりです。

問 2
　1.「この会話によると、次のどれが正しいか？」
　　(A)　観光客は食べられるお土産を探している。
　　(B)　店員は適当なお土産を用意できない。
　　(C)　店員の提案は旅行者の要求と一致する。
　　(D)　その店ではお土産の大セールをやっている。
　2.「この会話によると、次のどれが正しいか？」
　　(A)　ケンとヴィヴィアンは二人とも同じ職場で働いている。
　　(B)　ケンは最近新しいアルバイトの口が見つかった。
　　(C)　ケンは仕事を解雇された。
　　(D)　ケンはマクデニーズで、フルタイムで働いている。

〔全訳〕

問 1
　1.
　　チエ：昨日の夜、タケシとデートしたの？
　　ジュディ：ええ、映画を観に行っただけだけどね。
　　チエ：彼のこと本当に好きなの？　またデートするの？

ジュディ：もちろん！　彼はすばらしい人よ。
2.〔レストランで〕
ヘンリー：さて、家に帰る時間だね。
ジェーン：あら、もうこんな時間。いくら払えばいい？
ヘンリー：ボクがおごるよ。
ジェーン：ありがとう。次は私がおごるわ。

問2
1.
観光客：すみません。いいお土産を探しています。
店　員：どんなプレゼントをお考えですか？
観光客：小さくて持ち運びやすいもの。
店　員：分かりました。こちらの銀貨はいかがですか？

2.
ヴィヴィアン：あなたがマクデニーズで働き始めたと聞いたわ。
ケン：うん、当分は週に数時間だけだけどね。
ヴィヴィアン：これまでのところどう？
ケン：いいと思うよ。みんなとても親切なんだ。

V

〔解答〕
問1
　1.　A　　　2.　D
問2
　1.　C　　　2.　C　　　3.　D

〔出題者が求めたポイント〕
問1
　1.「4月の日曜日に家族で桃狩りをしたい場合はどうしたらよいか？」
　　(A)　計画をあきらめるか、どこかよそへ行くべきだ。
　　(B)　午前中に果樹園を訪れるべきだ。
　　(C)　スタッフを呼んで、特別なお願いをするべきだ。
　　(D)　ポンド単位ではなく、バスケット単位で支払うべきだ。
　2.「広告によると、次のどれが正しいか？」
　　(A)　自分で桃の木を育てて収穫することができる。
　　(B)　日曜の夕方に自分で桃狩りが楽しめる。
　　(C)　一番おいしい桃が欲しければ、午後に来た方がよい。
　　(D)　桃をたくさん欲しいなら、バスケット単位で支払うことができる。

問2
　(1)「次のどれがこのグラフが示す内容を正しく説明しているか？」
　　(A)　2年間にわたる4人の学生のテスト成績。
　　(B)　2018年の4人の学生の平均点。
　　(C)　2018年の4人の学生のテスト成績の3ヶ月ごとの結果。

　　(D)　2018年は何月のテストにおいて一番出席者が多かったと思われるか。
　(2)「全期間を通じて、誰のテストの成績が一番良くなったか？」
　　(A)　ユミの成績。
　　(B)　ジョーンの成績。
　　(C)　アキラの成績。
　　(D)　ロバートの成績。
　(3)「このグラフによれば、次のどれが正しいか？」
　　(A)　ユミの最高点と最低点の差は、アキラの最高点と最低点の差より大きい。
　　(B)　ジョーンのテスト成績は全期間を通して下がり続けた。
　　(C)　ユミは2018年のどのテストでも最高点を取った。
　　(D)　ロバートの最低点はジョーンの最低点より高い。

〔全訳〕

桃狩りしよう

フレデリックスバーグ・オーチャーズには、中部テキサスで一番おいしい桃があります。収穫の時期に来て、自分で桃を―木からそのまま―摘むことができます。自分で摘むと新鮮です。お支払いはバスケット単位か重量（ポンド）単位でお願いします。

価格：
大バスケットにつき30ドル（約30ポンド）
小バスケットにつき10ドル（約8ポンド）
小分けなら、1ポンドにつき1.8ドル

時間：
月曜日～木曜日：午前8時～午後3時
金曜日～土曜日：午前8時～午後7時
日曜日：午前9時～午後1時

桃狩りは5月下旬～8月上旬の桃の収穫期のみ営業。一番おいしい桃が食べたいなら、午前中に来るようにしてください。平日の午後か夕方以降にご家族でお越しの場合は、(512)306-1836までお電話でご予約ください。

数　学

解答　2年度

I

〔解答〕

問1 | ア | イ |
|---|---|
| 0 | 1 |

問2 | ウ | エ | オ | カ |
|---|---|---|---|
| 3 | 3 | 4 | 4 |

問3 | キ |
|---|
| 4 |

問4 | ク | ケ | コ |
|---|---|---|
| 2 | 2 | 5 |

問5 | サ | シ | ス | セ | ソ |
|---|---|---|---|---|
| 2 | 1 | 4 | 6 | 3 |

〔出題者が求めたポイント〕

問1　数と式（1次不等式，集合）
　不等式の解を数直線上に表して考えればよい。

問2　式と証明（剰余の定理，除法）
　$P(x)$ を $(x^2-2x+3)(x+1)$ で割ったときの余りを $a(x^2-2x+3)+2x-5$ とおけば易しい。

問3　三角関数（方程式）
　$-\pi \leqq \pi\sin x \leqq \pi$ なので，結局 $\cos\theta=a$　$(\theta=\pi\sin x)$ をみたす x の個数を調べる問題。

問4　指数・対数関数
　$3^x=5^y=a$ に対数をとって，x, y を a で表わせばよい。

問5　2次関数，積分（面積）
　$f(x)$ と $g(x)$ のグラフをていねいに描けば，面積も複雑な計算ではない。

〔解答のプロセス〕

問1　$|x|<a$ を解くと　$-a<x<a$
$|x-1| \geqq 2$ を解くと　$x-1 \geqq 2$ または $x-1 \leqq -2$
より $x \geqq 3$ または $x \leqq -1$
したがって，$A \cap B = \phi$ となるとき，
$a>0$ かつ $-1 \leqq -a$ かつ $a \leqq 3$
であるので $\boxed{0<a \leqq 1}$

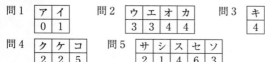

$A \cup \bar{B}=A$ となるのは，x が実数
であり，このとき
$\bar{B}=\{x|-1<x<3\}$ である
から，

$a>0$ かつ $-a \leqq -1$ かつ $3 \leqq a$ なので $a \geqq \boxed{3}$ である。

問2　仮定より
$$P(x)=(x^2-2x+3)Q_1(x)+2x-5 \quad \cdots ①$$
$$P(-1)=11 \quad \cdots ② \qquad (Q_1(x) は多項式)$$
が成り立つ。
$P(x)$ を $(x^2-2x+3)(x+1)$ で割った余りは2次以下なので $Q_2(x)$ を多項式として
$P(x)=(x^2-2x+3)(x+1)Q_2(x)+ax^2+bx+c$ とおける。

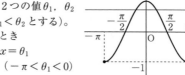

より

$$P(x)=(x^2-2x+3)(x+1)Q_2(x)$$
$$+a(x^2-2x+3)+(b+2a)x+c-3a$$
$$=(x^2-2x+3)\{(x+1)Q_2(x)+a\}$$
$$+(b+2a)x+c-3a$$

とかけるから
①と比べて $(b+2a)x+c-3a=2x-5$ である。
よって
$$P(x)=(x^2-2x+3)(x+1)Q_2(x)$$
$$+a(x^2-2x+3)+2x-5$$
だから
②より $P(-1)=a(1+2+3)-2-5=11$
$6a=18$　∴　$a=3$
したがって求める余りは
$$3(x^2-2x+3)+2x-5=\boxed{3x^2-4x+4}$$

問3　$0 \leqq x \leqq 2\pi$ のとき　$-1 \leqq \sin x \leqq 1$
　　　∴　$-\pi \leqq \pi\sin x \leqq \pi$
そこで，$\pi\sin x=\theta$ とおくと与方程式は
$$\cos\theta=a \quad (-1<a<1, \ -\pi \leqq \theta \leqq \pi)$$
となる。このとき，解 θ は異なる2つの値 θ_1, θ_2 をとる($\theta_1<\theta_2$ とする)。
$\theta=\theta_1$ のとき
$$\pi\sin x=\theta_1$$
$$(-\pi<\theta_1<0)$$

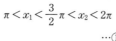

つまり，$\sin x=\dfrac{\theta_1}{\pi}$ をみたす x は $-1<\dfrac{\theta_1}{\pi}<0$ より
2つの値 x_1, x_2 をとる。
$x_1<x_2$ とすると
$$\pi<x_1<\frac{3}{2}\pi<x_2<2\pi$$
$$\cdots ①$$

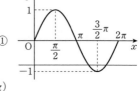

同様に $\theta=\theta_2$ のとき
$$\pi\sin x=\theta_2$$
$$(0<\theta_2<\pi)$$
つまり，$\sin x=\dfrac{\theta_2}{\pi}$ をみたす x は，x_3, x_4 とすると
$$0<x_3<\frac{\pi}{2}<x_4<\pi \quad \cdots ②$$
①，②より $\cos(\pi\sin x)=a$ をみたす x は $\boxed{4}$ 個ある。

問4　仮定より $x \neq 0, \ y \neq 0$ なので
$3^x=5^y=a$ は正で，1に等しくないから，底を a とする対数をとると
$$\log_a 3^x=\log_a 5^y=\log_a a$$
よって　$x\log_a 3=y\log_a 5=1$ より
$$\frac{1}{x}=\log_a 3, \ \log_a 5=\frac{1}{y}$$
したがって　$\dfrac{1}{x}+\dfrac{1}{y}=\dfrac{1}{2}$ より
$$\log_a 3+\log_a 5=\frac{1}{2}$$

$$\log_a 15 = \frac{1}{2}$$

$$a^{\frac{1}{2}} = 15$$

$$\therefore \quad a = \boxed{225}$$

問5　$f(x) = -2(x+1)^2 + 10$

$g(x) = x^2 + 1 + |x^2 - 1|$

$$= \begin{cases} 2x^2 & (x^2 - 1 \geqq 0 \text{ つまり } x \leqq -1, 1 \leqq x \text{ のとき}) \\ 2 & (x^2 - 1 \leqq 0 \text{ つまり } -1 \leqq x \leqq 1 \text{ のとき}) \end{cases}$$

であるので，$y = f(x)$ と $y = g(x)$ のグラフの交点は

$x \leqq -1, 1 \leqq x$ のとき　$-2x^2 - 4x + 8 = 2x^2$

$\qquad x^2 + x - 2 = 0$

$\qquad (x-1)(x+2) = 0$

$\qquad x = 1, \ -2$

$\qquad \therefore \quad (1, 2), (-2, 8)$

$-1 \leqq x \leqq 1$ のとき　$-2x^2 - 4x + 8 = 2$

$\qquad x^2 + 2x - 3 = 0$

$\qquad (x-1)(x+3) = 0$

$x + 3 \neq 0$ より　$x = 1$

$\qquad \therefore \quad (1, 2)$

よって交点の x 座標は $x = -2, 1$

したがって2曲線の概形は下図のようになる。

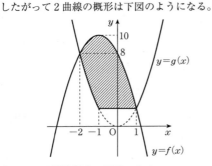

求めるのは斜線部分の面積である。

$$S = \int_{-2}^{1} \{(-2x^2 - 4x + 8) - 2x^2\}dx - \int_{-1}^{1}(2 - 2x^2)dx$$

$$= -4\int_{-2}^{1}(x-1)(x+2)dx + 2\int_{-1}^{1}(x-1)(x+1)dx$$

$$= -4\left\{-\frac{1}{6}(1+2)^3\right\} + 2\left\{-\frac{1}{6}(1+1)^3\right\}$$

$$= \frac{4}{6} \cdot 3^3 - \frac{2}{6} \cdot 2^3 = \boxed{\frac{46}{3}}$$

II

〔解答〕

問1

ア	イ	ウ	エ
1	3	5	1

問2

オ	カ
9	0

問3

キ	ク	ケ	コ
1	4	3	5

〔出題者が求めたポイント〕

数列（和）

$\dfrac{5}{37}$ を小数で表すと $0.135135\cdots = 0.\dot{1}3\dot{5}$ となるので

3桁ずつで切って考えればよい。

問3は　1にかける数が $1, 4, 7, \cdots, 3k-2$

$\qquad$ 3にかける数が $2, 5, 8, \cdots, 3k-1$

$\qquad$ 5にかける数が $3, 6, 9, \cdots, 3k$

となることを使って求める。

〔解答のプロセス〕

問1　$\dfrac{5}{37} = 0.135135\cdots$　なので

$$a_1 = \boxed{1}, \ a_2 = \boxed{3}, \ a_3 = \boxed{5}, \ a_4 = \boxed{1}$$

問2　$\displaystyle\sum_{k=1}^{30} a_k = a_1 + a_2 + a_3 + \cdots + a_{30}$

$$= 1 + 3 + 5 + \cdots + 5$$

$$= (1 + 3 + 5) \times 10$$

$$= \boxed{90}$$

問3　$\displaystyle\sum_{k=1}^{30} k a_k = 1a_1 + 2a_2 + 3a_3 + 4a_4 + \cdots + 30a_{30}$

$$= (1 + 4 + 7 + \cdots + 28) \times 1$$
$$+ (2 + 5 + 8 + \cdots + 29) \times 3$$
$$+ (3 + 6 + 9 + \cdots + 30) \times 5$$

$$= 1 \times \sum_{k=1}^{10}(3k-2) + 3 \times \sum_{k=1}^{10}(3k-1)$$

$$+ 5 \times \sum_{k=1}^{10} 3k$$

$$= 27 \sum_{k=1}^{10} k - 20 - 30$$

$$= 27 \cdot \frac{10 \cdot 11}{2} - 50 = \boxed{1435}$$

化 学

解答

2年度

Ⅰ

〔解答〕

問1　a, c, e

問2

ア	6	イ	2	ウ	2
エ	2	オ	6	カ	2

問3　| a | 1 | b | 6 | c | 1 |

問4　| a | 8 | b | 6 |

問5　| X | 7 | Y | 3 |

問6　2

〔出題者が求めたポイント〕

両性金属の反応，化学反応式の量的関係，金属結晶の密度と原子半径

〔解答のプロセス〕

問1　両性金属は Al，Zn，Sn，Pb である。

問2　Al と塩酸の化学反応式は
$$2Al + 6HCl \longrightarrow 2AlCl_3 + 3H_2$$
Al と水酸化ナトリウム水溶液の化学反応式は
$$2Al + 2NaOH + 6H_2O \longrightarrow 2Na[Al(OH)_4] + 3H_2$$

問3　不純物を含む Al の粉末中に含まれる Al の物質量を x〔mol〕とおく。

　　問2の化学反応式より，反応する Al と生成する H_2 の物質量の比は 2：3 なので，
$$x : 0.24\,mol = 2 : 3$$
$$x = 0.16\,mol$$

問4　Al のモル質量は 27.0 g/mol なので，問3より不純物に含まれる Al の質量は，
$$0.16 \times 27 = 4.32\,g$$
よって，Al の純度は，
$$\frac{4.32}{5.0} \times 100 = 86.4$$

問5　Al は面心立方格子であるので，次のような単位格子をもつ。

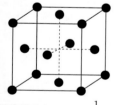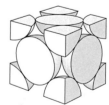

単位格子中に Al は $\frac{1}{8} \times 8 + \frac{1}{2} \times 6 = 4$ 個含まれる。

密度＝質量÷体積で求めることができるので，
$$\frac{4b}{a^3}$$

問6　単位格子の側面に注目する。Al の原子半径を r〔cm〕とすると，次のようになる。

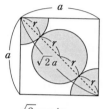

$$\sqrt{2}\,a = 4r$$
$$r = \frac{\sqrt{2}\,a}{4}$$

Ⅱ

〔解答〕

問1　| ア | b | イ | c |

問2　b

問3　| a | 2 | b | 0 | c | 0 | d | 2 |

問4　e

問5　c

問6　| a | 4 | b | 0 | c | 5 | d | 5 |

問7　| a | 4 | b | 8 | c | 0 | d | 5 |

問8　a, f

〔出題者が求めたポイント〕

緩衝液の性質，緩衝液の水素イオン濃度，pH

〔解答のプロセス〕

問1　緩衝液中では次の反応が起きている。
$$CH_3COOH \rightleftharpoons CH_3COO^- + H^+ \text{（一部が電離）}$$
$$CH_3COONa \longrightarrow CH_3COO^- + Na^+ \text{（ほぼ電離）}$$
よって，緩衝液中では CH_3COOH と CH_3COO^- が存在していることになる。

緩衝液に酸 H^+ を加えると，
$$CH_3COO^- + H^+ \longrightarrow CH_3COOH$$
の反応が起こり，H^+ はほとんど増加しない。

緩衝液に塩基 OH^- を加えると，
$$CH_3COOH + OH^- \longrightarrow CH_3COO^- + H_2O$$
の中和反応が起こり，OH^- はほとんど増加しない。

問2　酢酸の電離式は次のようになる。
$$CH_3COOH \longrightarrow CH_3COO^- + H^+$$
よって，
$$電離定数 K_a = \frac{[CH_3COO^-][H^+]}{[CH_3COOH]}$$

問3　HCl のモル濃度を求める。500 mL 中に
$$10.00 \times \frac{1.000}{1000}\,mol \text{ の HCl が含まれるので，}$$
$$\frac{10.00 \times \frac{1.000}{1000}}{\frac{500}{1000}} = 0.02\,mol/L$$
$$[H^+] = 価数 \times モル濃度 \times 電離度 = 1 \times 0.02 \times 1$$
$$= 0.02\,mol/L$$

問 4，問 5　CH$_3$COOH の物質量は，

$$1.000 \times \frac{250}{1000} = 0.25 \, \text{mol}$$

NaOH 0.1000 mol と反応させているので，
CH$_3$COOH + NaOH ⟶ CH$_3$COONa + H$_2$O の中和
反応後の CH$_3$COOH の物質量は
$0.25 - 0.1000 = 0.1500$ mol。中和反応で生成した
CH$_3$COONa の物質量は 0.1000 mol である。

$$[\text{CH}_3\text{COOH}] = \frac{0.1500}{\dfrac{500}{1000}} = 0.3000 \, \text{mol/L}$$

$$[\text{CH}_3\text{COO}^-] = \frac{0.1000}{\dfrac{500}{1000}} = 0.2000 \, \text{mol/L}$$

問 6　$K_\text{a} = \dfrac{[\text{CH}_3\text{COO}^-][\text{H}^+]}{[\text{CH}_3\text{COOH}]}$

$\Leftrightarrow [\text{H}^+] = K_\text{a} \times \dfrac{[\text{CH}_3\text{COOH}]}{[\text{CH}_3\text{COO}^-]}$

$[\text{H}^+] = 2.70 \times 10^{-5} \times \dfrac{3}{2} = 4.05 \times 10^{-5}$

問 7　緩衝液に酸 H$^+$を加えると，
CH$_3$COO$^-$ + H$^+$ ⟶ CH$_3$COOH の反応が起こる。

加える HCl は，$10.00 \times \dfrac{1.000}{1000} = 0.01$ mol。加えた HCl
が CH$_3$COONa と反応して CH$_3$COOH になっている。
よって，

$$[\text{CH}_3\text{COOH}] = \frac{0.1600}{\dfrac{500}{1000}} = 0.3200 \, \text{mol/L}$$

$$[\text{CH}_3\text{COO}^-] = \frac{0.0900}{\dfrac{500}{1000}} = 0.1800 \, \text{mol/L}$$

これらを問 6 と同様の関係式に代入する。

$[\text{H}^+] = 2.70 \times 10^{-5} \times \dfrac{32}{18} = 4.80 \times 10^{-5}$

問 8　強酸を純粋で 10^n 倍に薄めると pH は n 上がる
（7 は超えない）。強塩基を純粋で 10^n 倍に薄めると
pH は n 下がる（7 は超えない）。また，緩衝液は水で
薄めても pH はほとんど変化しない。

Ⅲ

〔解答〕

問 1　| A | 17 |　| B | 7 |　| C | 1 |

問 2　d

問 3　d

問 4　| ア | a |　| イ | b |

問 5　| X | 2 |　| Y | 2 |　| Z | 4 |

問 6　a, c, d

問 7　c, d

〔出題者が求めたポイント〕

ハロゲンの状態・色，ハロゲンの酸化力，次亜塩素酸

〔解答のプロセス〕

問 2，問 3　ハロゲン単体の色と状態は次のようになる。

ハロゲン単体	色	状態
F$_2$	淡黄色	気体
Cl$_2$	黄緑色	気体
Br$_2$	赤褐色	液体
I$_2$	黒紫色	固体

問 4　ハロゲンの融点や沸点は分子間力が大きい程，高
くなる。分子量が大きい程，分子間力は大きくなるの
で，原子番号が大きい程，融点や沸点は高くなる。ハ
ロゲンの酸化力は陰イオンへのなりやすさと言い換え
ることができる。よって，電子核が内側にある元素（原
子番号が小さい）程，酸化力は強くなる。

問 6　問 4 より，陰イオンのなりやすさは，
F$_2$ > Cl$_2$ > Br$_2$ > I$_2$ である。

　a　Br$^-$ と Cl$_2$ の反応。Cl$_2$ > Br$_2$ であるため，反応は
　　進行する。

　b　Br$^-$ と I$_2$ の反応。Br$_2$ > I$_2$ であるため，反応は進
　　行しない。

　c　I$^-$ と Cl$_2$ の反応。Cl$_2$ > I$_2$ であるため，反応は進
　　行する。

　d　I$^-$ と Br$_2$ の反応。Br$_2$ > I$_2$ であるため，反応は進
　　行する。

　e　Cl$^-$ と Br$_2$ の反応。Cl$_2$ > Br$_2$ であるため，反応は
　　進行しない。

　e　Cl$^-$ と I$_2$ の反応。Cl$_2$ > I$_2$ であるため，反応は進
　　行しない。

問 7　塩素を含むオキソ酸は次のものがある。

化学式	オキソ酸	Cl の酸化数	酸の強さ
HClO	次亜塩素酸	+1	弱い
HClO$_2$	亜塩素酸	+3	↕
HClO$_3$	塩素酸	+5	
HClO$_4$	過塩素酸	+7	強い

次亜塩素酸は弱酸であるが，次亜塩素酸イオン ClO$^-$
が強い酸化作用をもつので，消毒剤や漂白剤に用いら
れる。

Ⅳ

〔解答〕

問 1　c

問 2　V，Y，Z

問 3　V，X

問 4　a

問 5　X

問 6　| a | 0 |　| b | 8 |　| c | 8 |

〔出題者が求めたポイント〕

銀鏡反応，加水分解反応，Na との反応，エステル化

〔解答のプロセス〕

問 2　実験 I は銀鏡反応である。アルデヒド基（ホルミ
ル基）をもつ化合物が銀を生成する。

問 3　エステル結合をもつ化合物が加水分解される。

問 4　実験Ⅲより酸性の物質かそうでないかがわかる。
つまり，W のカルボン酸が決定される。実験Ⅳより

−OH をもつ化合物がわかる。実験Ⅲで W は決まるので，この実験で Z が決まる。V，X，Y の区別は実験Ⅱより，加水分解をしなかった化合物はエステルではないため Y が決まる。また，実験Ⅰより V と X の区別がつく。よって，実験Ⅰ〜Ⅳを行うことで，すべて区別がつく。

問5

$$CH_3-CH_2-OH + HOOC-CH_3$$

エタノール　　　　　酢酸

$$\longrightarrow CH_3-CH_2-O-\overset{\overset{\displaystyle O}{\|}}{C}-CH_3 + H_2O$$

問6　酢酸のモル質量 60 g/mol，エタノールのモル質量 46 g/mol なので，

酢酸の物質量は，$\dfrac{1.2}{60} = 0.02\,\text{mol}$

エタノールの物質量は，$\dfrac{1.0}{46} = 0.0217\,\text{mol}$

加えた酢酸の 50%（0.01 mol）が反応するので，問5の化学反応式より，生成する酢酸エチルも 0.01 mol である。求める質量は，酢酸エチルのモル質量は 88 g/mol なので，

$$0.01 \times 88 = 0.88\,\text{g}$$

平成31年度

問 題 と 解 答

英　語

問題
（60分）

A 日程

31年度

Ⅰ　次の英文を読み，設問に答えなさい。（38点）

1　　Attitudes about expressing anger vary from culture to culture. In some cultures, almost any sign of anger is inappropriate. In others, people use anger as (1) a way of extending relationships. The differences in attitudes about anger can (2) cause a lot of cross-cultural miscommunication. For example, anthropologist Jean Briggs spent 17 months as the adopted daughter of an Utku Inuit family. During this time, she discovered if she expressed anger in a way that was appropriate in the United States, the Utku people thought that she was childish.

2　　The Utku are just one example of a culture that dislikes signs of anger. Finnish people also believe that expressions of anger show a lack of self-control. This attitude can make them seem very peaceful. For example, road rage* is a problem in many countries, but not in Finland. There, experts say, a car accident doesn't make people angry. The drivers politely exchange information and then go on. (3)

3　　Such behavior would not happen in the United States where expressing anger is accepted — even expected. The problem occurs when people from cultures where anger is acceptable visit countries where it is not. For example, if an American visiting England complained in a tone of voice that would be effective at home, no

one would pay attention. They would see him as just another impolite American.
(4)
This is because the English usually avoid showing anger unless the situation is
extremely serious.
(5)

4   Avoidance of public anger is also common in China and Japan. In both of
these cultures, the expression of anger is unacceptable and destructive. This
(6)
attitude is very different from the one in the United States, where many people
believe that not expressing anger can lead to depression, alcoholism, or even
violence. In countries that don't express anger, most people would think this idea
was ridiculous.
(7)

5   However, in some other cultures, anger is more lightly received and forgotten
than in the United States. Americans traveling in the Middle East or some
Mediterranean countries are often surprised by the amount of anger they see and
hear. They do not realize that people in these countries express their anger and
then forget it. Even the people who are on the receiving end of the anger usually
(8)
do not remember it for long. In fact, in these cultures, fierce arguments and
(9)
confrontation can be positive signs of friendliness and engagement. Here, again, is
a good deal of opportunity for misunderstanding and resentment between cultures.

(Source: *Burning Issues*, Shohakusha, 2015)

（注）　road rage*　車を運転中，他の車の無理な割り込みや追い越しなどに対して激高し
たり，暴力に及んだりすること

問1　下線部(1)〜(9)の語句の文中での意味として最も適切なものを，(A)〜(D)の中から一つ選びなさい。

(1)　(A)　cause　　　　(B)　autograph　　　(C)　effect　　　　(D)　indication

(2)　(A)　intending　　(B)　broadening　　　(C)　breaking　　　(D)　complicating

(3)　(A)　proceed　　　(B)　pause　　　　　(C)　perceive　　　(D)　postpone

(4)　(A)　pleasant　　　(B)　rude　　　　　(C)　thoughtful　　(D)　respectful

(5)　(A)　common　　　(B)　insignificant　　(C)　casual　　　　(D)　critical

(6)　(A)　beneficial　　(B)　harmful　　　　(C)　sufficient　　(D)　encouraging

(7)　(A)　clever　　　　(B)　logical　　　　(C)　absurd　　　　(D)　unique

(8)　(A)　side　　　　　(B)　finish　　　　　(C)　limit　　　　　(D)　goal

(9)　(A)　calm　　　　　(B)　indifferent　　(C)　furious　　　(D)　initial

問2　(1)〜(5)の質問の答えとして最も適切なものを，(A)〜(D)の中から一つ選びなさい。

(1)　According to paragraph 1, which statement is true?

(A)　During her stay with the Utku family, Jean Briggs never got angry.

(B)　Because of her occupation, Jean Briggs was regarded as childish.

(C)　Jean Briggs found that her American way of expressing anger was improper in the Utku culture.

(D)　Differences in attitudes about expressing anger do not result in cultural miscommunication.

(2)　According to paragraph 2, which statement is true?

(A)　Finnish people interpret expressions of anger negatively.

(B)　Experts say that no car accidents have ever been reported in Finland.

(C)　Expressing anger requires a lot of self-control.

(D)　Showing anger is tolerated in the Utku culture, but it is not in Finland.

(3) According to paragraph 3, which statement is true?

(A) In the U.S., people are always expected to show joy toward each other.

(B) Americans are known as well-mannered travelers in England.

(C) British people often speak in a loud tone of voice in their homes.

(D) Complaining angrily in England is only effective in a serious situation.

(4) According to paragraph 4, which statement is true?

(A) Getting angry in Japan is acceptable when people drink alcohol.

(B) In the U.S., not expressing anger is considered unhealthy.

(C) In Japan and China, people develop friendly relationships by arguing.

(D) Showing anger causes physical and emotional distress in the U.S.

(5) According to paragraph 5, which statement is true?

(A) People in the Middle East are peaceful and do not often express anger.

(B) You rarely see arguments on the street in the Middle East.

(C) Mediterranean people do not easily forget about their quarrels.

(D) Misunderstandings can occur when people from different cultures get angry with one another.

Ⅱ　次の各文の空所に入る最も適切なものを，(A)〜(D)の中から一つ選びなさい。（28点）

1．The woman decided to wait at the restaurant until her friend _____ .

   (A)　came　　　　　(B)　come　　　　　(C)　has come　　　　(D)　will come

2．You had _____ such a decision before you talk with your parents.

   (A)　better not to make　　　　　　(B)　better not make

   (C)　not better to make　　　　　　(D)　not better make

3．You will be familiar _____ this type of machine because you've used it
   before.

   (A)　in　　　　　　(B)　about　　　　　(C)　to　　　　　(D)　with

4．I was _____ Jane at 11 a.m., but she didn't show up.

   (A)　thinking　　　　(B)　hoping　　　　(C)　expecting　　　　(D)　wondering

5．The family went to the movies _____ going hiking.

   (A)　in case of　　　(B)　in front of　　　(C)　because of　　　(D)　instead of

6．The mother was very _____ with her daughter's success.

   (A)　pleasing　　　(B)　please　　　(C)　pleased　　　(D)　pleasure

7．Shohei wants to become a baseball player _____ remembered by people
   all around the world.

   (A)　is　　　　　　(B)　who　　　　　(C)　who is　　　　　(D)　there is

8．It looks _____ we are going to have a storm.

   (A)　as far　　　　(B)　as if　　　　(C)　as much　　　　(D)　what if

9．You'll never know _____ you try.

   (A)　unless　　　　(B)　that　　　　(C)　about　　　　(D)　since

10. He is very cooperative when it comes _____ children.

   (A) to raise   (B) to raising   (C) being raised   (D) raising

11. We are planning to hold a conference _____ March.

   (A) on   (B) at   (C) with   (D) in

12. My exam results were terrible. I should _____ harder to get good grades.

   (A) be more   (B) have been   (C) be much   (D) have tried

13. I wish Sophia were a little more _____ of others.

   (A) considerate   (B) consideration   (C) considerable   (D) considers

14. It _____ me less than 5,000 yen to go to Nagoya from Osaka by bus.

   (A) charges   (B) costs   (C) spends   (D) pays

Ⅲ 次の日本文の意味を表すように，下記の語句を空所に入れて英文を完成させるとき，（ 1 ）〜（ 15 ）に入る語句の記号を答えなさい。（ただし，文頭に来る語の先頭も小文字で示しています。）(15点)

1. 仕事から帰る途中，私は交通渋滞に巻き込まれてしまいました。

I (   )(1)(   )(2)(   )(3)(   ) from work.

(A) heavy traffic   (B) on   (C) in   (D) home

(E) caught   (F) my way   (G) got

2. 東京に到着するやいなや，私は救急車の音を聞きました。

(   )(   )(4) I reached (   )(5)(   )(6) the sound of an ambulance.

(A) I   (B) than   (C) heard   (D) sooner

(E) Tokyo   (F) had   (G) no

3. 私は自分のコンピュータの技能を十分生かせるような仕事に就きたいです。

I want to find a job (   )(7)(   )(8)(   )(9)(   ) my computer skills.

(A) of   (B) I   (C) good   (D) make

(E) can   (F) where   (G) use

4. ヨガは，他のどの運動よりも健康的だとよく言われます。

Yoga is often said (   )(10)(   )(11)(   )(12)(   ).

(A) exercise   (B) healthier   (C) other   (D) be

(E) any   (F) to   (G) than

5. 旅費を貯めるために，私は生活費を切り詰めなければなりません。

To save money for a trip, I have (   )(13)(   )(14)(   )(15)(   ).

(A) down   (B) my   (C) expenses   (D) cut

(E) on   (F) to   (G) living

Ⅳ 1～5 の会話の空所に入る最も適切なものを，(A)～(D)の中から一つ選びなさい。(15点)

1. Kevin: Do you mind if I smoke?

   Miyuki: _____

   Kevin: Oh, sorry. I forgot you're very sensitive to smoke.

   (A) Not at all.

   (B) As a matter of fact, I do.

   (C) I don't mind.

   (D) Mind your own business.

2. Student 1: You're from Canada? I've never been there.

   Student 2: My family lives in Vancouver, close to the beach.

   Student 1: _____

   Student 2: You'd really enjoy swimming and walking along the beach.

   (A) What are your hobbies?

   (B) I'd really love to go there.

   (C) What do you usually do when you're back?

   (D) How far is the beach from your house?

3. Hana: Mao is going to study overseas in a special program next year.

   Yuki: _____

   Hana: Right. She has to polish up her English skills before then.

   (A) Oh, not until next year?

   (B) Has she gone already?

   (C) Has it been a long time?

   (D) How do you feel about her leaving?

4.　　Student:　I'm here for a campus tour.

　Campus guide:　＿＿＿＿＿＿＿＿＿＿

　　　　Student:　Oh, really? That's too bad. I was really hoping to see the university today.

(A) Sure. Please wait over there.

(B) You just missed the first tour, but the next one is leaving shortly.

(C) Unfortunately, you can't register for classes yet.

(D) I'm sorry, but we only offer campus tours during the first week of the semester.

5.　　　Sora:　I can't believe the museum is closed today!

　　　　Jim:　On a Saturday? That's really strange.

　　　　Sora:　＿＿＿＿＿＿＿＿＿＿

　　　　Jim:　Well, then, let's go! I want to see that exhibit.

(A) No, my mistake. It's closed on Mondays.

(B) Today is my 24th birthday.

(C) I used to work part-time at that museum.

(D) I can't believe you want to go to a museum.

Ⅴ　次の広告を参照し，1〜2の質問の答えとして最も適切なものを(A)〜(D)の中から一つ選びなさい。（4点）

Joe's Restaurant

1234 Oak Street; Los Angeles, CA

OPEN SEVEN DAYS A WEEK
MON-FRI: 12:00 p.m. − 9:00 p.m.
SAT-SUN: 12:00 p.m. − 10:00 p.m.

Closed Christmas Day (Dec. 25) and
New Year's Day (Jan. 1)

No reservations necessary
Cash only
Seniors' Day (THU): 10% off
No smoking

Free delivery

1. Which of the following information is not given in the ad?

　(A)　The location of the restaurant.

　(B)　The way to pay for meals.

　(C)　The days and times when the restaurant is open.

　(D)　The kinds of meals served.

2. Which of the following is true?

　(A)　Seniors pay less than other customers on Thursdays.

　(B)　Customers need to make a reservation.

　(C)　Customers can order breakfast at this restaurant.

　(D)　The restaurant is closed for business on weekends.

数　学

問題
（60分）

| A 日程 |

31年度

I　次の問1～問3の空欄　(ア)　～　(ヤ)　に当てはまる整数を 0～9 から 1 つ選び，該当する解答欄にマークせよ。ただし分数は既約分数で表せ。（40点）

問1．方程式 $\sin 2\theta - \cos 2\theta = -\dfrac{1}{\sqrt{2}}$ の $0 \leqq \theta < 2\pi$ における解は，値の小さい順に，

$$\theta = \frac{(ア)}{(イ)(ウ)}\pi,\quad \frac{(エ)(オ)}{(カ)(キ)}\pi,\quad \frac{(ク)(ケ)}{(コ)(サ)}\pi,\quad \frac{(シ)(ス)}{(セ)(ソ)}\pi$$

である。

問2．不等式 $\log_2 x - \log_{\frac{1}{2}} |x - 6| \leqq 3$ を満たす x の範囲は

$$\boxed{(タ)} < x \leqq \boxed{(チ)}, \quad \boxed{(ツ)} \leqq x < \boxed{(テ)},$$

$$\boxed{(ト)} < x \leqq \boxed{(ナ)} + \sqrt{\boxed{(ニ)}\boxed{(ヌ)}}$$

である。

問3．1000 人に 1 人の割合でかかると言われているある病気に対するスクリーニング検査（病気にかかっているかどうかを調べる検査）の精度は，99 ％であるとする。すなわち，その病気にかかっている場合は 99 ％の割合で病気にかかっていると判断され，病気にかかっていない場合は 99 ％の割合で病気にかかっていないと判断される。この検査を受けて，病気にかかっているとの結果が出る確率は $\dfrac{(ネ)(ノ)(ハ)}{(ヒ)(フ)(ヘ)(ホ)(マ)}$ である。また，病気にかかっているとの結果が出たとき，本当に病気にかかっている条件付き確率は $\dfrac{(ミ)(ム)}{(メ)(モ)(ヤ)}$ である。

Ⅱ　次の問１～問３の空欄 （ア） ～ （モ） に当てはまる整数を０～９から１つ選び，該当する
解答欄にマークせよ。ただし，分数は既約分数で表せ。また，問１の空欄 （エ） と （コ） に
当てはまるものを【 （エ） ， （コ） の選択肢】から１つ選び，その番号を該当する解答欄に
マークせよ。（60点）

問１．条件 $a_1 = 1$，$2a_{n+1} = a_n - 4$ （$n = 1, 2, 3, \cdots$）で定まる数列 $\{a_n\}$ の一般項は

$$a_n = \boxed{（ア）} \cdot \left(\frac{\boxed{（イ）}}{\boxed{（ウ）}} \right)^{\boxed{（エ）}} - \boxed{（オ）}$$

であり，初項から第 n 項までの和 S_n は

$$S_n = \boxed{（カ）}\,\boxed{（キ）} \left\{ 1 - \left(\frac{\boxed{（ク）}}{\boxed{（ケ）}} \right)^{\boxed{（コ）}} \right\} - \boxed{（サ）}\,n$$

である。

【 （エ） ， （コ） の選択肢】
① $n - 1$　　② n　　③ $n + 1$

問２．△ABC において，$BC = 2\sqrt{2}$，$\angle ABC = \dfrac{\pi}{6}$，$\angle BCA = \dfrac{\pi}{12}$ であるとき，

$$AC = \boxed{（シ）}，\quad AB = \sqrt{\boxed{（ス）}} - \sqrt{\boxed{（セ）}}，\quad （\triangle ABC \text{ の外接円の半径}） = \boxed{（ソ）}，$$

$$（\triangle ABC \text{ の内接円の半径}） = \frac{\boxed{（タ）}\sqrt{\boxed{（チ）}} + \sqrt{\boxed{（ツ）}} - \sqrt{\boxed{（テ）}} - \boxed{（ト）}}{\boxed{（ナ）}}$$

である。また，△ABC の外接円の中心を O とすると，

$$\overrightarrow{OA} \cdot \overrightarrow{OC} = \boxed{（ニ）}，\quad \overrightarrow{OB} \cdot \overrightarrow{OC} = \boxed{（ヌ）}$$

である。

問 3 ． 放物線 $C : y = x^2 - 4x + 2$ に対して，点 $(3, -5)$ からは

$$l_1 : y = -\boxed{\text{(ネ)}}\, x + \boxed{\text{(ノ)}}, \quad l_2 : y = \boxed{\text{(ハ)}}\, x - \boxed{\text{(ヒ)}}\,\boxed{\text{(フ)}}$$

の 2 本の接線を引くことができる。C と l_1，l_2 との接点はそれぞれ

$$\left(\boxed{\text{(ヘ)}}, -\boxed{\text{(ホ)}}\right), \quad \left(\boxed{\text{(マ)}}, \boxed{\text{(ミ)}}\right)$$

であり，C と l_1，l_2 で囲まれる部分の面積は $\dfrac{\boxed{\text{(ム)}}\,\boxed{\text{(メ)}}}{\boxed{\text{(モ)}}}$ である。

化　学

問題
（60分）

$\boxed{\text{A 日程}}$

31年度

解答にあたって必要ならば，次の数値を用いよ。

原子量　$H = 1.0$，$C = 12.0$，$N = 14.0$，$O = 16.0$，$Cu = 63.5$，$Ag = 108.0$

気体定数　$R = 8.30 \times 10^3 \, Pa \cdot L/(K \cdot mol)$

$\boxed{\text{I}}$　次の文を読み，問1～6に答えよ。（26点）

　窒素酸化物のうち，大気汚染の原因となる一酸化窒素 NO や二酸化窒素 NO_2 などを総称して NOx という。NOx は自動車のエンジンなど高温・高圧となる機関で <u>①窒素と酸素が反応して生成され</u>，排出される。これらの排出ガスは総量が規制されており，特に都市部では，ディーゼルエンジンを利用する大型トラックやバスの排出ガスが厳しく規制されている。そのため大型トラックやバスには，排出ガス中の NOx を除去する装置（尿素 SCR システム*）が搭載されている。尿素 SCR システムでは，排出ガスに尿素水溶液が噴射される。<u>②尿素水溶液中の尿素 $CO(NH_2)_2$ が，高温下で加水分解されてアンモニア NH_3 が生じ</u>，この NH_3 によって NO や NO_2 が窒素 N_2 に還元されることによって除去される（式（1）および（2））。

$$\boxed{\text{ア}} \, NO + \boxed{\text{イ}} \, NH_3 + O_2 \longrightarrow \boxed{\text{ウ}} \, N_2 + 6 H_2O \quad \cdots\cdots (1)$$

$$\boxed{\text{エ}} \, NO_2 + \boxed{\text{オ}} \, NH_3 \longrightarrow \boxed{\text{カ}} \, N_2 + 12 H_2O \quad \cdots\cdots (2)$$

　この尿素 SCR システムでは，<u>③NO と NO_2 の物質の比が1：1のとき，式（3）に示すように還元反応は最も効率よく進行する</u>。

$$2 NH_3 + NO + NO_2 \longrightarrow 2 N_2 + 3 H_2O \quad \cdots\cdots (3)$$

*尿素 SCR システム：尿素選択式還元触媒（Selective Catalytic Reduction）システム

問1　NO，NO_2 および NH_3 の窒素原子の酸化数をそれぞれ a ～ k から選んでマークせよ。

　　a．-5　　　b．-4　　　c．-3　　　d．-2　　　e．-1　　　f．0

　　g．$+1$　　　h．$+2$　　　i．$+3$　　　j．$+4$　　　k．$+5$

問2　$\boxed{\text{ア}} \sim \boxed{\text{カ}}$ に該当する数字をそれぞれマークせよ。

問3 NO_2 は キ 色の気体で，実験的には，単体の ク に ケ を反応させて発生させ， コ
置換により捕集する。 キ ～ コ に該当する語句ならびに金属元素をそれぞれ a～o から
選んでマークせよ。

a．Al   b．Cu   c．Fe   d．アンモニア水   e．黄緑

f．下方   g．希硝酸   h．希硫酸   i．上方   j．水上

k．赤褐   l．淡黄   m．濃硝酸   n．濃硫酸   o．無

問4 下線部①の反応で NO が生成する熱化学方程式は下式のように表される。NO の結合エネ
ルギーを a b c . d kJ/mol と表すとき，a～d に該当する数字をそれぞれマークせ
よ。ただし，$N \equiv N$ および $O = O$ の結合エネルギーは，それぞれ 945 および 498 kJ/mol と
する。

$$N_2（気） + O_2（気） = 2NO（気） - 180 \text{ kJ}$$

問5 下線部②の反応は下式で表される。

$$CO(NH_2)_2 + H_2O \longrightarrow 2NH_3 + CO_2$$

従って，質量パーセント濃度が 30% の尿素水溶液 500 mL は理論上 a . b mol のアン
モニアを発生する。a および b に該当する数字をそれぞれマークせよ。ただし，30% 尿素水
溶液の密度を 1.1 g/cm³ とし，反応は完全に進行するものとする。

問6 下線部③において，NO 330 mg と NO_2 506 mg の混合物が最も効率よく浄化されるときに
消費される NH_3 の質量を a b c mg と表すとき，a～c に該当する数字をそれぞれ
マークせよ。ただし，反応はすべて過不足なく完全に進行し，NH_3，NO および NO_2 のみ
が尿素 SCR システムの還元反応に関与するものとする。

Ⅱ 次の文を読み，問 1 〜 6 に答えよ。(28点)

　電解質の水溶液や融解液の電気分解を行うとき， ア 極では外部電源から電子が流れ込んで イ 反応が起こり，一方， ウ 極では液中の物質やイオンまたは電極自身から外部電源へ電子が流れ出して エ 反応が起こる。

　いま，硝酸銀，硫酸銅（Ⅱ）あるいは水酸化ナトリウムの水溶液のいずれかが入った電解槽 A 〜 C がある。 ①これらの電解槽それぞれに 2 本の白金電極を差し込み，直流電流を流して電気分解を行った。3 つの電解槽に同じ電気量を流したところ，電解槽 A の陰極の質量は変化せず，電解槽 B と C の陰極の質量は増加した。また，その増加量は，電解槽 B の陰極の方が大きかった。

問 1　 ア 〜 エ に該当する語句をそれぞれ a 〜 d から選んでマークせよ。
　　　a．陰　　　　　　b．還元　　　　　　c．酸化　　　　　　d．陽

問 2　電解槽 A〜C の水溶液に該当するものをそれぞれ a 〜 c から選んでマークせよ。
　　　a．硝酸銀水溶液　　　b．水酸化ナトリウム水溶液　　　c．硫酸銅（Ⅱ）水溶液

問 3　水酸化ナトリウム水溶液を下線部①の条件で電気分解するとき，陽極と陰極から発生する気体に該当するものをそれぞれ a 〜 d から選んでマークせよ。ただし，選択肢は繰り返し選んでよい。
　　　a．オゾン　　　　b．酸素　　　　c．水素　　　　d．二酸化炭素

問 4　硫酸銅（Ⅱ）水溶液を下線部①の条件で電気分解するとき，陽極と陰極で起こる反応の反応式をそれぞれ a 〜 d から選んでマークせよ。
　　　a．$2H^+ + 2e^- \longrightarrow H_2$
　　　b．$2H_2O \longrightarrow O_2 + 4H^+ + 4e^-$
　　　c．$SO_4^{2-} \longrightarrow SO_2 + O_2 + 2e^-$
　　　d．$Cu^{2+} + 2e^- \longrightarrow Cu$

問 5　下線部①の条件で電解槽 C の水溶液に 2.0 A の電流を 4825 秒間流したところ，陰極の質量は a . b g 増加した。a および b に該当する数字をそれぞれマークせよ。ただし，ファラデー定数 $F = 9.65 \times 10^4$ C/mol とする。

問6　以下の水溶液を下線部①の条件で電気分解を行ったとき，陰極付近の水溶液が次第に塩基性へと変化するものを a～c から<u>すべて選んで</u>マークせよ。

　　　a．塩化銅（Ⅱ）水溶液　　　　b．塩化ナトリウム水溶液　　　　c．硫酸銅（Ⅱ）水溶液

Ⅲ 次の文を読み，問1〜5に答えよ。（23点）

　銀は，①湿った空気中では，硫化水素と反応して，黒色の $\boxed{1}$ を生じる。銀は，塩酸や希硫酸とは反応しないが，②酸化力の強い希硝酸とは反応して硝酸銀となる。銀イオンを含む水溶液に，少量のアンモニア水を加えると，$\boxed{2}$ の褐色沈殿を生じる。この沈殿は，アンモニア水をさらに加えると，$\boxed{3}$ に変化して溶解する。③硝酸銀水溶液にアンモニア水を加えて得られる無色の水溶液をアンモニア性硝酸銀水溶液といい，アルデヒドの検出に用いられる。

　銀イオンは，塩化物イオンと反応して，$\boxed{4}$ の④沈殿を生じる。$\boxed{4}$ も，アンモニア水を加えると，$\boxed{3}$ に変化して溶解する。これは，塩化物イオンの検出に用いられる。

　硝酸銀水溶液に硫化水素を通じると $\boxed{1}$ の黒色沈殿を生じる。また，硝酸銀水溶液にクロム酸カリウム水溶液を加えると，$\boxed{5}$ の赤褐色沈殿を生じる。

問1　$\boxed{1}$ 〜 $\boxed{5}$ に最も適する化学式をそれぞれa〜gから選んでマークせよ。

　　a．Ag_2CrO_4　　　b．Ag_2O　　　c．Ag_2SO_4　　　d．Ag_2S

　　e．$AgCl$　　　f．AgO　　　g．$[Ag(NH_3)_2]^+$

問2　下線部①の黒ずみが生じた銀製品を元に戻すには，アルミ箔の上に銀製品と食塩を置き，熱湯をかけるという方法がある。このときに起こっている化学反応として最も適するものをa〜fから選んでマークせよ。

　　a．アルミニウムが酸化され，$\boxed{1}$ の銀が還元される。

　　b．アルミニウムが還元され，$\boxed{1}$ の銀が酸化される。

　　c．ナトリウムイオンが酸化され，$\boxed{1}$ の銀が還元される。

　　d．ナトリウムイオンが還元され，$\boxed{1}$ の銀が酸化される。

　　e．塩化物イオンが $\boxed{1}$ の硫化物イオンと置き換わる。

　　f．水酸化物イオンが $\boxed{1}$ の硫化物イオンと置き換わる。

問3　下線部②の反応式を下式で表すとき，a〜dに該当する数字をそれぞれマークせよ。

　　$\boxed{a}\ Ag\ +\ \boxed{b}\ HNO_3\ \longrightarrow\ \boxed{c}\ AgNO_3\ +\ \boxed{d}\ H_2O\ +\ NO$

問4　下線部③の方法によるアルデヒドの検出反応の名称として最も適するものをa〜eから選んでマークせよ。

　　a．銀鏡反応　　　b．テルミット反応　　　c．フェーリング液による還元反応

　　d．ビウレット反応　　　e．ヨードホルム反応

問5　下線部④の沈殿の色として最も適するものを a ～ e から選んでマークせよ。

　　a．青　　　　　b．赤　　　　　c．黄　　　　　d．黒　　　　　e．白

Ⅳ 次の文を読み，問 1 ～ 6 に答えよ。（23点）

　化合物 **A** ～ **C** は，分子式 $C_8H_8O_2$ で表されるベンゼン環をもつエステルである。これらについて以下の実験を行った。

　実験Ⅰ：**A** ～ **C** をそれぞれ加水分解したところ，**A** からは酸性物質 **D** と中性物質 **E** が得られ，**B** からは酸性物質 **F** と中性物質 **G** が得られ，**C** からは酸性物質 **H** およびフェノールが得られた。

　実験Ⅱ：**D**，**F**，および **H** に炭酸水素ナトリウム水溶液をそれぞれ加えたところ，**D**，**F** および **H** はすべて <u>気体</u> を発生しながら溶解した。
　　　　　　　　　　　　　　　　　　　　　　　　①

　実験Ⅲ：**E** を硫酸酸性の二クロム酸カリウムで酸化すると **F** が得られた。

　実験Ⅳ：**G** を過マンガン酸カリウムで酸化すると **D** が得られた。

問 1　**E**，**F** およびフェノールについて，酸性の強い順に正しく並んでいるものを a ～ f から選んでマークせよ。ただし，酸性の強さは，強い＞弱いとする。

　　a．**E** ＞ フェノール ＞ **F**　　　　　　b．**E** ＞ **F** ＞ フェノール

　　c．**F** ＞ **E** ＞ フェノール　　　　　　d．**F** ＞ フェノール ＞ **E**

　　e．フェノール ＞ **E** ＞ **F**　　　　　　f．フェノール ＞ **F** ＞ **E**

問 2　**G** の構造異性体のうち，ベンゼン環をもつ異性体の数は $\boxed{a}$ 個である。$\boxed{a}$ に該当する数字をマークせよ。ただし，**G** を構造異性体の数に含むものとする。

問 3　次の記述のうち，フェノールの性質に該当するものを a ～ d から<u>すべて選んで</u>マークせよ。

　　a．アンモニア性硝酸銀水溶液を加えると白色沈殿を生じる。

　　b．塩化鉄（Ⅲ）水溶液を加えると紫色を呈する。

　　c．さらし粉水溶液を加えると赤紫色を呈する。

　　d．臭素水を加えると白色沈殿を生じる。

問 4　下線部①に該当する気体を a ～ f から選んでマークせよ。

　　a．一酸化炭素　　　　　　b．一酸化窒素　　　　　　c．酸素

　　d．水素　　　　　　　　　e．窒素　　　　　　　　　f．二酸化炭素

問5　**F** に該当する化学式を a～d から選んでマークせよ。

   a．HCHO　　　　b．HCOOH　　　　c．CH_3CHO　　　　d．CH_3COOH

問6　**A** および **C** の構造式を下図のように表すとき，$\boxed{ア}$ ～ $\boxed{キ}$ に該当する原子または原子団
　　をそれぞれ a～j から選んでマークせよ。ただし，選択肢は繰り返し選んでよい。また，
　　$\boxed{ア}$ および $\boxed{エ}$ は芳香族の原子団とし，-O- の表記は酸素原子が両隣の原子団と単結
　　合しているものとする。

$$\boxed{ア}-\boxed{イ}-\boxed{ウ} \qquad\qquad \boxed{エ}-\boxed{オ}-\boxed{カ}-\boxed{キ}$$

A の構造式　　　　　　　　　　**C** の構造式

a． b．　CH_3 c． H_3C- d． $\overset{O}{\underset{\|}{-C-}}$ e． $-CH_2-$

f． $-O-$ g． $-CH_3$ h． $-OCH_3$ i． $-OH$ j． $-H$

英　語

解答　31年度

I

〔解答〕

問 1　(1)(D)　(2)(B)　(3)(A)　(4)(B)　(5)(D)
　　　(6)(B)　(7)(C)　(8)(A)　(9)(C)

問 2　(1)(C)　(2)(A)　(3)(D)　(4)(B)　(5)(D)

〔出題者が求めたポイント〕

単語　熟語　内容一致

問われている単語・熟語は、ほぼすべて大学受験頻出単語であり、一般的な受験単語集・熟語集の暗記により正解を出せる。

(1)　sign「兆候、しるし」(A)原因　(B)(有名人の)サイン　(C)効果　(D)兆候、しるし

(2)　extend「(範囲など)を広げる」(A)〜を維持すること　(B)〜を広げること　(C)〜を壊すこと　(D)〜を複雑にすること

(3)　go on「進む」(A)進む　(B)立ち止まる　(C)〜を知覚する　(D)〜を延期する

(4)　impolite「無礼な」(A)心地よい　(B)無礼な　(C)思慮深い　(D)敬意を表す

(5)　serious「深刻な」(A)共通の　(B)重要でない　(C)何気ない　(D)危機的な

(6)　destructive「破壊的な、有害な」(A)有益な　(B)有害な　(C)十分な　(D)励みになる

(7)　ridiculous「馬鹿げた」(A)賢い　(B)論理的な　(C)馬鹿げた　(D)独特な

(8)　＜ be on the receiving end of 〜＞「(不愉快なこと)を受ける側でいる」
　　(A)側　(B)終わり　(C)制限　(D)目標

(9)　fierce「激しい」(A)落ち着いた　(B)無関心な　(C)激しい　(D)最初の

問 2

(1)　「1 段落によれば、以下のどの選択肢が正しいか」
　　(A)　「ウトゥク族と一緒にいる間、ジーン・ブリッグスは怒ることは一度もなかった」
　　(B)　「ジーン・ブリッグスは、彼女の職業のせいで子供じみているとみなされた」
　　(C)　「ジーン・ブリッグスは、彼女のアメリカ式の怒りの表し方はウトゥク族の文化内では不適切だと気づいた」
　　(D)　「怒りの表し方に関する態度の違いのために、異文化間で誤解が生じることはない」
　　(A)は第 6 文に反する。(B)は第 6 文に反する。子供じみていると思われたのは、彼女がアメリカ式のやり方で怒りを表したから。(C)は第 6 文に一致。(D)は第 4 文に反する。

(2)　「2 段落によれば、以下のどの選択肢が正しいか」
　　(A)　「フィンランド人は怒りを表に出すことを否定的に解釈する」

(B)　「専門家によると、フィンランドではこれまでに 1 件も交通事故の報告がない」
(C)　「怒りを表すことは自制心を多く必要とする」
(D)　「怒りを表すことはウトゥク族の文化では許容されているが、フィンランドでは許容されていない」
(A)は第 2 文に合致している。(B)は第 5 文に反する。(C)は言及なし。(D)は第 1 文、第 2 文に反する。

(3)　「3 段落によれば、以下のどの選択肢が正しいか」
　　(A)　「米国では、人々はいつも互いに喜びを見せ合うことが期待されている」
　　(B)　「米国人はイギリスではマナーの良い旅行者として知られている」
　　(C)　「イギリス人は家庭内では大声で話すことがよくある」
　　(D)　「イギリスで怒って文句を言うことは深刻な状況でしか効果がない」
　　(A)は第 1 文に反する。(B)は第 4 文に反する。(C)は言及なし。(D)は第 3 文〜第 5 文の内容から正しいと判断できる。

(4)　「4 段落によれば、以下のどの選択肢が正しいか」
　　(A)　「日本で怒ることは飲酒時には容認されている」
　　(B)　「米国では、怒りを表さないことは不健康であるとみなされている」
　　(C)　「日本と中国では、議論することによって人々は親交を深める」
　　(D)　「米国では怒りを表すことが身体的、感情的苦痛の原因になっている」
　　(A)に関して、飲酒時に怒りを表すことが容認されているかどうかは言及なし。(B)は第 3 文に合致。(C)(D)は言及なし。

(5)　「5 段落によれば、以下のどの選択肢が正しいか」
　　(A)　「中東の人々は平和的で、怒りを表すことはあまりない」
　　(B)　「中東の路上で口論を目にすることはめったにない」
　　(C)　「地中海の人々は口論したことを簡単には忘れない」
　　(D)　「文化の異なる人々が互いに怒りを表す際に誤解が生じる場合がある」
　　(A)(B)は第 2 文に反する。(C)は第 3 文に反する。(D)は最終文に一致。

〔和訳〕

1　怒りの表し方に関する態度は文化によって異なる。文化によっては、ほぼどのような形であっても怒りを表に出すことは不適切であるとされる。また、交友範囲を広げる手段として怒りを用いる文化もある。怒りに関する態度の違いは、文化間で多くの誤解を生む場合がある。例えば、人類学者のジーン・ブリッグスはイヌイットのウトゥク族の養女として 17 か月を過ごした。この期間の間に、もし彼女が米国では適切とされる方法で怒

りを表すならば、ウトゥック族の人々は彼女を子供じみているとみなすことに彼女は気付いた。

2　怒りを表に出すことを嫌う文化の例はウトゥック族だけではない。フィンランド人もまた、怒りを表すことは自制心の無さを示していると考える。この態度のおかげで、彼らは非常に平和的に見える。例えば、ロード・レイジ（車を運転中にカッとなること）は多くの国で問題になっているが、フィンランドではそうではない。専門家によれば、フィンランドでは自動車事故が起きても人々が怒ることは無いという。運転手は礼儀正しく情報交換をし、その後は行ってしまう。

3　このような行動は、怒りを表すことが容認、いやそれどころか期待されている米国では起こらないだろう。従って、怒りが容認されていない文化出身の人々が、そうでない国々を訪れる時に問題が生じる。例えば、もしイギリスを訪問中の米国人が、自国では効果があると考えられる声の調子で文句を言っても、気に留めてくれる人は誰もいないだろう。イギリス人はその米国人を、よくいる無礼なアメリカ人の１人くらいにしか思わないだろう。これは、イギリス人が、状況が極めて深刻である場合を除いては、怒りを表に出すことを普通は避けるからである。

4　公の場で怒りを表に出すことを避けることは中国や日本でも一般的である。これらの文化の両方に於いて、怒りを表すことは容認されておらず、我が身を滅ぼすものである。このような態度は米国での態度とは非常に異なるものだ。米国では、怒りを表に出さないことがうつ病やアルコール依存症や暴力さえも引き起こす可能性があると、多くの人々が信じている。怒りを表さない国々では、ほとんどの人々がこの考えを馬鹿げていると考えるだろう。

5　しかしながら、中には米国よりも怒りが軽く受け止められ、すぐに忘れられてしまう文化もある。中東や地中海のある国々を旅行中の米国人は、人々が怒っているのを見聞きすることがどれほど多いかということに気付いて、驚くことがよくある。そのようなアメリカ人は、これらの国々の人々は怒りを表したら、その後でそのことを忘れてしまう、ということを分かっていない。怒りを向けられる側の人間でさえも、普通はそのことを長い間覚えてはいない。それどころか、これらの文化に於いては、激しい議論や対立は、親しさや積極的な関わりを表す、好ましいしるしとされることがある。この点に関してもまた、文化間で誤解や遺恨が生じる場合が大いにある。

Ⅱ
〔解答〕

1．(A)　2．(B)　3．(D)　4．(C)　5．(D)　6．(C)　7．(C)
8．(B)　9．(A)　10．(B)　11．(D)　12．(D)　13．(A)　14．(B)

〔出題者が求めたポイント〕
単語　熟語　文法　語法

1　「その女性は友人が来るまでレストランで待つこと

にした」時や条件を表す副詞節（ここでは until から始まるカタマリ）の中では、動詞は未来のことでも単純な現在形にする。will ＋動詞の原形としない。ここでは decided と時制は過去なので will の過去形の would ＋ come とせず、単純に came とする。

2　「あなたは両親の話しあう前にそのような決断をしない方がいいよ」
＜ had better ～＞「～したほうがいい」の否定形は＜ had better not ～＞「～しないほうがいい」

3　「あなたはこの種の機械を以前使ったことがあるから、それをよくご存知のことでしょう」
＜ be familiar with ～＞「～をよく知っている」cf.＜ be familiar to ～＞「～によく知られている」

4　「私は午前 11 時にジェーンが来るのを待っていたが、彼女は現れなかった」
ただの名詞を目的語とすることができるのは(C)のみ。be expecting 人「人を待っている」
それ以外は(A)なら of か about、(B)は for、(D)は about が必要。

5　「その家族はハイキングに行く代わりに映画を見に行った」
＜ instead of ～ ing ＞「～する代わりに」

6　「その母親は娘の成功にとても満足していた」＜ be pleased with ～＞「～に満足している」

7　「ショウヘイは世界中の人々の記憶に残る野球選手になりたいと思っている」
remembered 以下をつなぐことができるのは(B)か(C)の関係代名詞節。関係代名詞は先行詞を受ける代名詞の働きをしており、関係代名詞を通常の人称代名詞と置き換えれば普通の文が出来あがる。ここで who を先行詞 a baseball player を受ける he と置き換えると he is remembered by people all around the world. で文が完成する。よって(C)が正解。

8　「どうやら嵐になりそうだ」
＜ look as if S V …＞「まるで…のようだ」「どうやら…のようだ」as if の後ろは仮定法だけでなく、この問題文のように直接法も使える。

9　「やってみなけりゃ分からない」
後ろに S V が来るため前置詞である(C)は不可。それ以外の選択肢は接続詞で、文法的には可能だが、意味が通じるのは(A)のみ。unless「～で無い限り」「～でなければ」

10　「彼は子育てとなると、とても協力的だ」＜ when it comes to ～ ing ＞「～するとなると」

11　「私たちは３月に会議を開く予定だ」「X 月に」という時は前置詞は in を持ちいる。

12　「私の試験結果は酷かった。良い成績が取れるようにもっと一所懸命努力すべきだったのに」＜ should have 過去分詞＞で「～すべきだったのに」という過去への後悔を表す。

13　「ソフィアはもっと他人に思いやりがあればいいのだが」
＜ be considerate of ～＞「～に対して思いやりがあ

る」

14 「私が大阪から名古屋までバスで行くのに５千円かからない」

＜ It costs（人）（金額）to do…＞「（人）が…するのに（金額）がかかる」

Ⅲ

〔解答〕

1．(1)(E) (2)(A) (3)(F)　2．(4)(F) (5)(B) (6)(C)

3．(7)(B) (8)(D) (9)(G)　4．(10)(D) (11)(G) (12)(C)

5．(13)(D) (14)(E) (15)(G)

〔出題者が求めたポイント〕

語句整序

1．(完成文) I got caught in heavy traffic on my way home from work.

＜ get caught in ～＞「～に巻き込まれる」＜ on A's way home ＞「A の帰宅途中に」

2．(完成文) No sooner had I reached Tokyo than I heard the sound of an ambulance.

＜ S had no sooner 過去分詞 than S' 過去形＞＝＜ No sooner had S 過去分詞 than S' 過去形＞「S が＿＿＿＿するやいなや S'は＿＿＿＿した」

3．(完成文) I want to find a job where I can make good use of my computer skills.

＜ make good use of ～＞「～を十分に活用する」

4．(完成文) Yoga is often said to be healthier than any other exercise.

＜ S is said to be ～＞「S は～であると言われる」

＜比較級 than any other 単数名詞＞「他のどの＿＿＿＿よりも＿＿＿＿」

5．(完成文) To save money for a trip, I have to cut down on my living expenses.

＜ cut down on ～＞「～を減らす、切り詰める」

Ⅳ

〔解答〕

1．(B)　2．(B)　3．(A)　4．(D)　5．(A)

〔出題者が求めたポイント〕

会話文　会話表現

1．

ケヴィン「タバコ吸ってもいいですか」

ミユキ「はっきり言うと、ダメです」

ケヴィン「ごめんなさい。あなたがタバコの煙にとても敏感なのを忘れていました」

(A) いいですよ。

(B) はっきり言ってダメです。

(C) いいですよ。

(D) 余計なお世話だ。

mind は動詞で「いやがる、気にする」という意味。よって Do you mind if I ～?「～してもいいですか」は直訳すると「もし私が～したらあなたは嫌がりますか」という意味。

よって「いいですよ」の場合は否定文で「気にしません」、「ダメです」の場合は肯定文で「いやです」となる。ここでは直後の発言から下線部は「ダメです」だと分かるので、「いやです」と言っている(B)が正解。(A)(C)は共に「嫌がりません」ということで「いいですよ」の意味になる。(D)は「余計なお世話だ」の意味の重要表現。

2．

生徒１「君はカナダ出身なんでしょ。私はカナダに行ったことがないなあ」

生徒２「私の家族はバンクーバーのビーチの近くに住んでるよ」

生徒１「ぜひともそこに行ってみたいなあ」

生徒２「ビーチで泳いだり散歩したりして本当に楽しいよ」

(A) 趣味は何ですか。

(B) ぜひともそこに行ってみたいなあ。

(C) 戻った時は普段何してるの?

(D) ビーチは家からどれくらいの距離ですか。

3．

ハナ「マオは来年、特別なプログラムで海外留学するそうだよ」

ユキ「来年まで行かないの?」

ハナ「そうだよ。それまでに英語力を磨かないといけない」

(A) 来年までは行かないの?

(B) 彼女はもう行ってしまったの?

(C) 久しぶりだったの?

(D) 彼女が行ってしまうことについてどう思う?

4．

生徒「キャンパスツアーに参加しようと思って来たのですが」

キャンパスガイド「申し訳ございませんが、学期の最初の週の間しかキャンパスツアーは行っていないんです」

生徒「本当ですか。残念だ。ぜひとも今日大学を見学したいと思っていたのですが」

(A) いいですよ。向こうで待っていてください。

(B) 最初のツアーにはたった今行ってしまいました。でも次のツアーがすぐに出発します。

(C) あいにく、まだ授業の登録はできません。

(D) 申し訳ございませんが、学期の最初の週の間しかキャンパスツアーは行っていないんです

5．

ソラ「今日博物館が閉館日だなんて信じられない」

ジム「土曜にかい?それは確かに変だな」

ソラ「いや、私の間違いだった。閉館日は月曜だ」

ジム「それでは行こう。あの展示を見たいんだよ」

(A) いや、私の間違いだった。閉館日は月曜だ。

(B) 今日は私の24歳の誕生日だ。

(C) 私はかつてあの博物館でアルバイトをしていた。

(D) 君が博物館に行きたいだなんて信じられない。

Ⅴ

〔解答〕

1．(D)　2．(A)

〔出題者が求めたポイント〕

広告の読み取り

1．「以下の情報のうち、広告に記載されていないのは
　どれか」

(A)　レストランの場所

(B)　食事の支払い方法

(C)　レストランが開いている日時

(D)　出される食事の種類

2．「以下の選択肢のどれが正しいか」

(A)　老人は木曜日には他の客よりもお金を払わない。

(B)　客は予約をする必要がある。

(C)　客はこのレストランで朝食を注文できる。

(D)　レストランは週末は閉店している。

〔和訳〕

ジョーのレストラン

カリフォルニア州ロサンゼルスオーク通り 1234

毎日営業中

月曜日～金曜日：正午から午後 9 時まで

土曜日～日曜日：正午から午後 10 時まで

クリスマス（12 月 25 日）と正月（1 月 1 日）は閉店致します

御予約不要

お支払いは現金のみ

シニアの日（木曜日）：10％オフ

店内は禁煙

無料で配達致します

数　学

解答

31年度

I

問1

ア	イ	ウ		エ	オ	カ	キ		ク	ケ	コ	サ
1	2	4		1	7	2	4		2	5	2	4

シ	ス	セ	ソ
4	1	2	4

問2

タ	チ	ツ	テ	ト	ナ	ニ	ヌ
0	2	4	6	6	3	1	7

問3

ネ	ノ	ハ	ヒ	フ	ヘ	ホ	マ
5	4	9	5	0	0	0	0

ミ	ム	メ	モ	ヤ
1	1	1	2	2

〔出題者が求めたポイント〕

問1　三角関数

与式の両辺を2乗して，$\sin 4\theta$ の値を求める。

4θ の値の範囲から，4θ の値を求める。

$\sin 2\theta < \cos 2\theta$ でなければならないので，前の結果を吟味する。

問2　対数関数

真数正より x の範囲を求める。①

$\log_a b = \dfrac{\log_c b}{\log_c a}$　より底を2にそろえる。

$x \neq 6$ なので，$x > 6$ のとき，x の範囲を求める。②

$x < 6$ のときの範囲を求める。③

①，②，③より答える。

問3　確率

1000人検査をして，病気にかかっている1人が99%，残り999人が1%。この確率を p とする。

1000人検査をして，病気にかかっている人が病気にかかっているという結果がでる。この確率を p で割る。

〔解答のプロセス〕

問1　$(\sin 2\theta - \cos 2\theta)^2 = \dfrac{1}{2}$

$1 - 2\sin 2\theta \cos 2\theta = \dfrac{1}{2}$　より　$\sin 4\theta = \dfrac{1}{2}$

$0 \leqq 4\theta < 8\pi$

よって，$4\theta = \dfrac{1}{6}\pi,\ \dfrac{5}{6}\pi,\ \dfrac{13}{6}\pi,\ \dfrac{17}{6}\pi,$

$\dfrac{25}{6}\pi,\ \dfrac{29}{6}\pi,\ \dfrac{37}{6}\pi,\ \dfrac{41}{6}\pi$

$\sin 2\theta < \cos 2\theta$　だから

$0 \leqq 2\theta < \dfrac{1}{4}\pi,\ \dfrac{5}{4}\pi < 2\theta < \dfrac{9}{4}\pi,\ \dfrac{13}{4}\pi < 2\theta < 4\pi$

より $0 \leqq \theta < \dfrac{3}{24}\pi,\ \dfrac{15}{24}\pi < \theta < \dfrac{27}{24}\pi,\ \dfrac{39}{24}\pi < \theta < 2\pi$

従って，$\theta = \dfrac{1}{24}\pi,\ \dfrac{17}{24}\pi,\ \dfrac{25}{24}\pi,\ \dfrac{41}{24}\pi$

問2　真数正より　$x > 0$　…①

また，$|x-6| > 0$　より　$x \neq 6$

$\log_2 \dfrac{1}{2} = -1$　より　$\log_{\frac{1}{2}} |x-6| = -\log_2 |x-6|$

$0 < x < 6$ のとき，

$\log_2 x + \log_2 (6-x) \leqq 3$　より $\log_2 x(6-x) \leqq 3$

$-x^2 + 6x \leqq 2^3$　よって　$(x-2)(x-4) \geqq 0$

従って，$x \leqq 2,\ 4 \leqq x < 6$　…②

$6 < x$ のとき，

$\log_2 x + \log_2 (x-6) \leqq 3$　より $\log_2 x(x-6) \leqq 3$

$x^2 - 6x \leqq 2^3$　よって　$x^2 - 6x - 8 \leqq 0$

従って，$6 < x \leqq 3 + \sqrt{17}$　…③

①，②，③より

$0 < x \leqq 2,\ 4 \leqq x < 6,\ 6 < x \leqq 3 + \sqrt{17}$

問3　病気にかかっているとの結果が出る確率

$\dfrac{1}{1000} \times \dfrac{99}{100} = \dfrac{99}{100000}$

$\dfrac{999}{1000} \times \dfrac{1}{100} = \dfrac{999}{100000}$

$\dfrac{99}{100000} + \dfrac{999}{100000} = \dfrac{1098}{100000} = \dfrac{549}{50000}$

病気にかかっているとの結果が出たとき，本当に病気にかかっている条件付き確率は

$\dfrac{\dfrac{99}{100000}}{\dfrac{1098}{100000}} = \dfrac{99}{1098} = \dfrac{11}{122}$

II

〔解答〕

問1

ア	イ	ウ	エ	オ	カ	キ	ク	ケ	コ	サ
5	1	2	①	4	1	0	1	2	②	4

問2

シ	ス	セ	ソ	タ	チ	ツ	テ	ト	ナ	ニ	ヌ
2	6	2	2	2	3	6	2	4	2	2	0

問3

ネ	ノ	ハ	ヒ	フ	ヘ	ホ	マ	ミ	ム	メ	モ
2	1	6	2	3	1	1	5	7	1	6	3

〔出題者が求めたポイント〕

問1　数列

$a_{n+1} = r a_n + p$ のとき，a_{n+1} と a_n を α とおきかえて，α を求めると，$(a_{n+1} - \alpha) = r(a_n - \alpha)$ と表せる。よって，$a_n - \alpha = (a_1 - \alpha)r^{n-1}$

$\displaystyle\sum_{k=1}^{n} r^{k-1} = \dfrac{1-r^n}{1-r},\quad \sum_{k=1}^{n} C = Cn$

問2　三角比，三角関数，ベクトル

$\sin(\alpha - \beta) = \sin\alpha\cos\beta - \cos\alpha\sin\beta$

$\cos(\alpha - \beta) = \cos\alpha\cos\beta + \sin\alpha\sin\beta$

より　$\sin\dfrac{\pi}{12},\ \cos\dfrac{\pi}{12}$ を求める。

$AB \sin\angle ABC = AC \sin\angle BCA$

$AB \cos\angle ABC + AC \cos\angle BCA = BC\ (= 2\sqrt{2})$

より，AB，AC を求める。

△ABC の外接円の半径を R，内接円の半径を r，面積を S とする。

$$\frac{AC}{\sin \angle ABC} = 2R, \quad S = \frac{1}{2} AB \cdot BC \sin \angle ABC$$

$$S = \frac{1}{2}(AB + BC + AC)r$$

$$\cos \angle AOC = \frac{OA^2 + OC^2 - AC^2}{2OA \cdot OC} \quad (OA = OC = R)$$

$$\overrightarrow{OA} \cdot \overrightarrow{OC} = |\overrightarrow{OA}||\overrightarrow{OC}|\cos \angle AOC$$

$\overrightarrow{OB} \cdot \overrightarrow{OC}$ も同様に求める。

問3　微分積分

$y = f(x)$ の $x = t$ における接線の方程式は，

$$y = f'(t)(x - t) + f(t)$$

これが $(3, -5)$ を通ることより，t を求めて，接点の x 座標，t_1，t_2 が分かる。　$(t_1 < t_2)$

$g_1(x) = f'(t_1)(x - t_1) + f(t_1)$

$g_2(x) = f'(t_2)(x - t_2) + f(t_2)$ とすると，面積は，

$$\int_{t_1}^{3}\{f(x) - g_1(x)\}dx + \int_{3}^{t_2}\{f(x) - g_2(x)\}dx$$

〔解答のプロセス〕

問1　$2\alpha = \alpha - 4$ とすると，$\alpha = -4$

よって，$a_{n+1} - (-4) = \dfrac{1}{2}\{a_n - (-4)\}$

$a_1 + 4 = 1 + 4 = 5$

$a_n + 4 = 5\left(\dfrac{1}{2}\right)^{n-1}$　よって，$a_n = 5\left(\dfrac{1}{2}\right)^{n-1} - 4$

$$S_n = \sum_{k=1}^{n}\left\{5\left(\frac{1}{2}\right)^{k-1} - 4\right\} = 5 \cdot \frac{1 - \left(\frac{1}{2}\right)^n}{1 - \frac{1}{2}} - 4n$$

$$= 10\left\{1 - \left(\frac{1}{2}\right)^n\right\} - 4n$$

問2　$\sin \dfrac{\pi}{12} = \sin\left(\dfrac{\pi}{4} - \dfrac{\pi}{6}\right)$

$$= \sin \frac{\pi}{4} \cos \frac{\pi}{6} - \sin \frac{\pi}{6} \cos \frac{\pi}{4}$$

$$= \frac{1}{\sqrt{2}} \cdot \frac{\sqrt{3}}{2} - \frac{1}{2} \cdot \frac{1}{\sqrt{2}} = \frac{\sqrt{6} - \sqrt{2}}{4}$$

$\cos \dfrac{\pi}{12} = \cos\left(\dfrac{\pi}{4} - \dfrac{\pi}{6}\right)$

$$= \cos \frac{\pi}{4} \cos \frac{\pi}{6} + \sin \frac{\pi}{4} \sin \frac{\pi}{6}$$

$$= \frac{1}{\sqrt{2}} \cdot \frac{\sqrt{3}}{2} + \frac{1}{\sqrt{2}} \cdot \frac{1}{2} = \frac{\sqrt{6} + \sqrt{2}}{4}$$

$AB = x$，$AC = y$ とする。

$$\frac{1}{2}x = \frac{\sqrt{6} - \sqrt{2}}{4}y, \quad \frac{\sqrt{3}}{2}x + \frac{\sqrt{6} + \sqrt{2}}{4}y = 2\sqrt{2}$$

$$\sqrt{3}\frac{\sqrt{6} - \sqrt{2}}{4}y + \frac{\sqrt{6} + \sqrt{2}}{4}y = 2\sqrt{2}$$

よって，$\sqrt{2}y = 2\sqrt{2}$　より　$y = 2$

$$\frac{1}{2}x = \frac{\sqrt{6} - \sqrt{2}}{2} \quad \text{より} \quad x = \sqrt{6} - \sqrt{2}$$

△ABC の外接円の半径を R，内接円の半径を r とし，△ABC の面積を S とする。

$$\frac{2}{\sin \frac{\pi}{6}} = 2R \quad \text{より} \quad R = 2$$

$$S = \frac{1}{2}(\sqrt{6} - \sqrt{2}) \cdot 2\sqrt{2} \cdot \frac{1}{2} = \sqrt{3} - 1$$

$$\frac{1}{2}(2 + \sqrt{6} - \sqrt{2} + 2\sqrt{2})r = \sqrt{3} - 1$$

$$r = \frac{2(\sqrt{3} - 1)}{2 + \sqrt{6} + \sqrt{2}} \cdot \frac{(2 + \sqrt{2} - \sqrt{6})}{(2 + \sqrt{2} - \sqrt{6})}$$

$$= \frac{2(2\sqrt{3} + \sqrt{6} - 3\sqrt{2} - 2 - \sqrt{2} + \sqrt{6})}{4 + 4\sqrt{2} + 2 - 6}$$

$$= \frac{\sqrt{6} + \sqrt{3} - 1 - 2\sqrt{2}}{\sqrt{2}}$$

$$= \frac{2\sqrt{3} + \sqrt{6} - \sqrt{2} - 4}{2}$$

$OA = OB = OC = R = 2$

$AC = 2$，$BC = 2\sqrt{2}$

$$\cos \angle AOC = \frac{2^2 + 2^2 - 2^2}{2 \cdot 2 \cdot 2} = \frac{4}{8} = \frac{1}{2}$$

$$\overrightarrow{OA} \cdot \overrightarrow{OC} = 2 \times 2 \times \frac{1}{2} = 2$$

$$\cos \angle BOC = \frac{2^2 + 2^2 - (2\sqrt{2})^2}{2 \cdot 2 \cdot 2} = 0$$

$$\overrightarrow{OB} \cdot \overrightarrow{OC} = 2 \times 2 \times 0 = 0$$

問3　放物線 C と接線との接点の x 座標を t とする。

放物線 C：$y' = 2x - 4$

接線：$y = (2t - 4)(x - t) + t^2 - 4t + 2$

よって，$y = (2t - 4)x - t^2 + 2$

これが $(3, -5)$ を通るので

$-5 = 3(2t - 4) - t^2 + 2$　より　$t^2 - 6t + 5 = 0$

$(t - 1)(t - 5) = 0$　従って，$t = 1$，5

$t = 1$ のとき，

　$l_1 : y = (2 - 4)x - 1 + 2 = -2x + 1$

　$y = -2 + 1 = -1$　　接点 $(1, -1)$

$t = 5$ のとき，

　$l_2 : y = (10 - 4)x - 25 + 2 = 6x - 23$

　$y = 30 - 23 = 7$　　接点 $(5, 7)$

$1 < x < 3$ では，

　$x^2 - 4x + 2 - (-2x + 1) = x^2 - 2x + 1$

$3 < x < 5$ では，

　$x^2 - 4x + 2 - (6x - 23) = x^2 - 10x + 25$

$$\int_{1}^{3}(x^2 - 2x + 1)dx + \int_{3}^{5}(x^2 - 10x + 25)dx$$

$$= \left[\frac{x^3}{3} - x^2 + x\right]_{1}^{3} + \left[\frac{x^3}{3} - 5x^2 + 25x\right]_{3}^{5}$$

$$= 3 - \frac{1}{3} + \frac{125}{3} - 39 = \frac{16}{3}$$

化　学

解答　31年度

31年度

推　薦

I

〔解答〕

問1 NO：h　NO₂：j　NH₃：c

問2 ⑦4　⑦4　⑦4　⑦6　⑦8　⑦7

問3 ⑦k　⑦b　⑦m　⑦f

問4 ⓐ6　ⓑ3　ⓒ1　ⓓ5

問5 ⓐ5　ⓑ5　問6 ⓐ3　ⓑ7　ⓒ4

〔出題者が求めたポイント〕

窒素化合物の反応式，酸化数，性質，熱化学，生成量

〔解答のプロセス〕

問1　NO：$x+(-2)=0$　$x=+2$

NO₂：$x+(-2)\times2=0$　$x=+4$

NH₃：$x+(+1)\times3=0$　$x=-3$

問2 (1)　H の数より⑦＝4，O の数より⑦＝4，N の数より⑦＝4

(2)　H の数より⑦＝8，O の数より⑦＝6，N の数より⑦＝7

問3　⑦NO₂ は赤褐色，有色の気体の代表例。

⑦，⑦NO₂ は銅と濃硝酸の反応で発生させる。

$Cu+4HNO_3 \longrightarrow Cu(NO_3)_2+2H_2O+2NO_2$

⑦NO₂ は水に溶け，空気より重いので下方置換で捕集する。

問4　生成物の結合エネルギーの総和 － 反応物の結合エネルギーの総和 ＝ 反応熱　より

$$x(\text{kJ/mol}) \times 2\,\text{mol} \overset{\text{N-O}}{}$$

$$\overset{\text{N≡N}}{} \overset{\text{O=O}}{} - (945\,\text{kJ/mol} \times 1\,\text{mol} + 498\,\text{kJ/mol} \times 1\,\text{mol})$$

$$= -180\,\text{kJ}$$

$$x = 631.5\,(\text{kJ/mol})$$

問5　水溶液中の尿素は

$$1.1\,\text{g/cm}^3 \times 500\,\text{mL} \times \frac{30}{100} = 165\,\text{g}$$

尿素（分子量 60.0）1 mol からアンモニア 2mol が生じるから　$\dfrac{165\,\text{g}}{60.0\,\text{g/mol}} \times 2 = 5.5\,\text{mol}$

問6　NO は $\dfrac{330 \times 10^{-3}\,\text{g}}{30\,\text{g/mol}} = 0.011\,\text{mol}$

NO₂ は $\dfrac{506 \times 10^{-3}\,\text{g}}{46\,\text{g/mol}} = 0.011\,\text{mol}$

NO 0.011 mol と NO₂ 0.011 mol の反応で NH₃ は 0.022 mol 消費されるから

$$17.0\,\text{g/mol} \times 0.022\,\text{mol} = 0.374\,\text{g} = 374\,\text{mg}$$

II

〔解答〕

問1 ⑦a　⑦b　⑦d　⑦c

問2　電解槽A：b，電解槽B：a，電解槽C：c

問3 陽極：b　陰極：c　　問4 陽極：b　陰極：d

問5 ⓐ3　ⓑ2　問6 b

〔出題者が求めたポイント〕

電気分解

〔解答のプロセス〕

問1　電気分解のとき外部電源の正極とつながった電極を陽極，負極とつながった電極を陰極という。陽極では電子が吸い上げられるので電子を失う反応すなわち酸化反応が起こり，陰極では電子が押し込まれるので電子を受取る反応すなわち還元反応が起こる。

問2　各電極の反応を示すと次の通り。

a 硝酸銀水溶液

陽極　$2H_2O \longrightarrow O_2+4H^++4e^-$

陰極　$Ag^++e^- \longrightarrow Ag$

b 水酸化ナトリウム水溶液

陽極　$4OH^- \longrightarrow O_2+2H_2O+4e^-$

陰極　$2H_2O+2e^- \longrightarrow H_2+2OH^-$

c 硫酸銅(II)水溶液

陽極　$2H_2O \longrightarrow O_2+4H^++4e^-$

陰極　$Cu^{2+}+2e^- \longrightarrow Cu$

(i) a 液，c 液では陰極で金属の単体が析出するので質量が増加するが，b 液では H₂O の分解なので電極の質量の変化はない──電解槽 A は b 液

(ii) a 液では電子 1mol で Ag 1mol＝108.0 g が析出し，c 液では電子 1mol で Cu 1/2mol＝63.5/2 g が析出するので，質量増加量は a 液の方が大きい。よって電解槽 B は a 液，電解槽 C は c 液である。

問3,4　問2の各極の反応式参照。

問5　流れた電子は $\dfrac{2.0\,\text{A} \times 4825\,\text{s}}{9.65 \times 10^4\,\text{C/mol}} = 0.10\,\text{mol}$

電子 2mol が流れると Cu 1mol が析出するので，析出した Cu は 0.050mol。

$$63.5\,\text{g/mol} \times 0.050\,\text{mol} = 3.175 \fallingdotseq 3.2\,\text{g}$$

問6　a 液，c 液では金属イオンが電子を受取るので H⁺，OH⁻の増減はないが，b 液では OH⁻が生じるので溶液は次第に塩基性に変化する。

III

〔解答〕

問1 ①d　②b　③g　④e　⑤a

問2 a　　問3 ⓐ3　ⓑ4　ⓒ3　ⓓ2

問4 a　　問5 e

〔出題者が求めたポイント〕

銀とその化合物

〔解答のプロセス〕

問1　(i) $2Ag+H_2S \longrightarrow Ag_2S$ ①(黒)$+H_2$

(ii) $2Ag^++2OH^- \longrightarrow Ag_2O$ ②(褐)$+H_2O$

(iii) $Ag_2O + H_2O + 4NH_3$
$$\longrightarrow 2[Ag(NH_3)_2]^+ \boxed{3}(無) + 2OH^-$$

(iv) $Ag^+ + Cl^- \longrightarrow AgCl \boxed{4}(白)$
$$AgCl + 2NH_3 \longrightarrow [Ag(NH_3)_2]^+ \boxed{3} + Cl^-$$

(v) $2Ag^+ + CrO_4^{2-} \longrightarrow Ag_2CrO_4 \boxed{5}(赤褐)$

問2　Al は Ag よりイオン化傾向がかなり大きいので，Ag_2S の Ag(Ag^+) を還元して Ag の単体に戻し，自身は酸化されて $Al(OH)_3$ になる。
$$3Ag_2S + 2Al \longrightarrow Al_2S_3 + 6Ag$$
$$Al_2S_3 + 6H_2O \longrightarrow 2Al(OH)_3 + 3H_2S$$

問3　希硝酸は酸化剤，銀は還元剤。
$$HNO_3 + 3H^+ + 3e^- \longrightarrow 2H_2O + NO \quad \cdots ①$$
$$Ag \longrightarrow Ag^+ + e^- \quad \cdots ②$$
①＋②×3　より
$$3Ag + HNO_3 + 3H^+ \longrightarrow 3Ag^+ + 2H_2O + NO$$
変化しなかった $3NO_3^-$ を両辺に加え整理すると
$$3Ag + 4HNO_3 \longrightarrow 3AgNO_3 + 2H_2O + NO$$

問4　アンモニア性硝酸銀水溶液にアルデヒド RCHO を加えて温めると，溶液中の銀イオンが還元され，単体の銀が器壁に鏡のように析出する。この反応を銀鏡反応という。
$$RCHO + 2[Ag(NH_3)_2]^+ + 3OH^-$$
$$\longrightarrow RCOO^- + 4NH_3 + 2H_2O + 2Ag$$

問5　AgCl の沈殿は白色である。

Ⅳ
〔解答〕

問1 d　　問2 ⓐ5　　問3 b,d　　問4 f
問5 b
問6 ⑦a　⑦d　⑦h　⑨a　⑨f　⑨d　⑨g

〔出題者が求めたポイント〕
芳香族化合物の推定

〔解答のプロセス〕
分子式 $C_8H_8O_2$ のベンゼン環をもつエステルの考えられる構造とその構成カルボン酸とアルコールまたはフェノールを列挙すると次のようになる。

(ア) $CH_3COO-\langle\hexagon\rangle$　(イ) CH_3COOH　(ウ) $\langle\hexagon\rangle-OH$

(カ) $HCOOCH_2-\langle\hexagon\rangle$　(キ) $HCOOH$　(ク) $\langle\hexagon\rangle-CH_2OH$

(サ) $o-, m-, p-HCOOC_6H_4CH_3$
　　　(シ) $HCOOH$　(ス) $o-, m-, p-CH_3C_6H_4OH$

(タ) $\langle\hexagon\rangle-COOCH_3$　(チ) $\langle\hexagon\rangle-COOH$　(ツ) CH_3OH

実験Ⅰ　C からはフェノールが得られたから C は(ア)酢酸フェニル，H は(イ)酢酸である。
　E と G は中性物質なので，加水分解生成物がともに酸性物質である(サ)ギ酸クレシルは除かれる。

実験Ⅱ　D, F, H は炭酸水素ナトリウムと反応するからカルボン酸である。

実験Ⅲ, Ⅳ　酸化によりカルボン酸 D, F を生じるのはアルコール。(ツ)CH_3OH は硫酸酸性二クロム酸カリウム

で酸化されて HCOOH になる。
　(ツ)$CH_3OH \longrightarrow$ (キ)$HCOOH$　よって E は(ツ)メタノール，A は(タ)安息香酸メチル，D は(チ)安息香酸である。
　(ク)$\langle\hexagon\rangle-CH_2OH$ は過マンガン酸カリウムで酸化され D の安息香酸になる。よって G は(ク)ベンジルアルコール，B は(カ)ギ酸ベンジル，F は(キ)ギ酸である。

問1　E はアルコール，F はカルボン酸であるから，酸性の強さの順は　F＞フェノール＞E　である。

問2　G($\langle\hexagon\rangle-CH_2OH$)の構造異性体には，一置換体の
$\langle\hexagon\rangle-OCH_3$ アニソール，二置換体の $o-, m-, p-$
$CH_3C_6H_4OH$ クレゾールがある。

問3　a フェノールには還元性はない。
　b 正　フェノールの特性反応である。
　c フェノールではなく，アニリンの反応である。
　d 正　2,4,6-トリブロモフェノールが生じる。

$$\langle\hexagon{OH}\rangle + 3Br_2 \longrightarrow \langle\hexagon{OH,Br,Br,Br}\rangle + 3HBr$$

問4　カルボン酸は炭酸より強いので，炭酸水素ナトリウムと反応して二酸化炭素を発生する。
$$RCOOH + NaHCO_3 \longrightarrow RCOONa + H_2O + CO_2$$

問5　F はギ酸である。

問6　A $\langle\hexagon\rangle-CO-OCH_3$　（↑のところで切ればよい）

　C ベンゼン環は左端にくるから

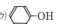

摂南大学　薬学部(推薦)入試問題と解答

令和6年5月27日　初版第1刷発行

編　集　みすず学苑中央教育研究所

発行所　株式会社ミスズ　　　　　　　　　　　定価　本体 3,100 円＋税

　　　　〒167－0053

　　　　東京都杉並区西荻南2丁目17番8号

　　　　　　　　　　ミスズビル1階

　　　　電　話　03（5941）2924（代）

印刷所　タカセ株式会社

●本シリーズ掲載の入試問題について、万一、掲載許可手続きに遺漏や不備があると思われるものがありましたら、当社までお知らせ下さい。

●乱丁・落丁等につきましてはお取り替えいたします。

●本書の内容についてのお問合せは、具体的な質問内容を明記のうえ、ハガキ・封書を当社宛にお送りいただくか、もしくは下記のアドレスまでお問合せ願います。

〈 お問合せ用アドレス：https://www.examination.jp/contact/ 〉

ISBN978-4-86792-045-9